解氏中医临证发挥

主编 解乐业 于 欣 谭淑玲

U0324638

天津出版传媒集团

天津科技翻译出版有限公司

图书在版编目（CIP）数据

解氏中医临证发挥／解乐业，于欣，谭淑玲主编
.—天津：天津科技翻译出版有限公司，2022.11
ISBN 978-7-5433-4276-7

Ⅰ．①解…　Ⅱ.①解…　②于…　③谭…　Ⅲ．①中医临
床-经验-中国-现代　Ⅳ．① R249.7

中国版本图书馆 CIP 数据核字 (2022) 第159393 号

解氏中医临证发挥

XIESHI ZHONGYI LINZHENG FAHUI

出　　　版：	天津科技翻译出版公司
出 版 人：	刘子媛
地　　　址：	天津市南开区白堤路 244 号
邮政编码：	300192
电　　　话：	(022) 87894896
传　　　真：	(022) 87893237
网　　　址：	www.tsttpc.com
印　　　刷：	高教社（天津）印务有限公司
发　　　行：	全国新华书店

版本记录：710mm×1000mm　　16 开本　　7.75 印张　　150 千字
　　　　　　2022 年 11 月第 1 版　　2022 年 11 月第 1 次印刷
　　　　　　定价：78.00 元

编 者 名 单

主　审

孙建新　　孙庆飞

主　编

解乐业　　于　欣　　谭淑玲

副主编

王子辰　　孙钟海　　朱伟宁　　卫　敏　　毕媛媛　　王丽媛　　解　洁

张　剑　　徐万里

编　者（以姓氏笔画为序）

于　欣　　卫　敏　　王子辰　　王孙伟　　王丽媛　　史　玲　　史迪诺

毕媛媛　　朱伟宁　　刘仁岭　　祁　琳　　孙钟海　　李　玲　　连增福

张　剑　　张春花　　张翔昱　　陈　健　　周　瑾　　单　颖　　夏龙飞

徐万里　　黄晓欢　　解　洁　　解乐业　　解英臻　　蔡鹏程　　谭淑玲

自　序

浅论三经传承的理论与实践

三经传承是中医发展战略中一项重要任务，是探索保持中医特色、创新中医优势的理论和实践的尝试，其主要内容是传承经典、经方、经验，"三经"贯穿一线，既有对中医药传统文化历史传承的责任，又有对中医药新时代文化创新的使命，继往圣，开来学，用经典承载中华民族数千年文明的厚重，用经方诠释中医博大精深的伟大实践，用经验体现中医走向现代创新的壮举。

一、学经典

提到中医经典，大家就会联想到"四大经典"，即《黄帝内经》《伤寒杂病论》《难经》《神农本草经》，也有人以《黄帝内经》《伤寒论》《金匮要略》《温病条辨》为四大经典。不管哪一种说法，都是中医传承和创新伟大理论和实践的基石。由此，我们就应该认为，在中华民族数千年与疾病作斗争和推行健康养生的历史长河中，历代医家所创立的中医理论和撰写的专著，能留存于世的都应称之为中医经典。对于我们现代中医人来说，学习中医经典专著是奠定中医理论功底的基础，是提高中医临床实践能力的阶梯，是继承中医传统文化必不可少的课程，也是创新现代中医的必由之路。

学习经典著作，首先是要读懂原文大意，弄懂、弄通文字的表意，以求基本理解章节的内容。比如说学习《黄帝内经》，由于其成书年代久远，很多表述语言生涩，文字通假，很多难点、疑点，在通读过程中，要结合各家注解，加以理解，对重要理论原文要熟记能详，为以后进一步学习奠定基础。因为对经典专著的学习不是一两次的读书，也不是一两年的学习，而是会伴随医生的一生，每一次学习都会有新的领悟、新的理解和新的收获。比如"饮食有节"这句话，过去只是简单理解为饮食要有节制，那么要有什么样的节制？节制的内涵是什么？过去没有充分理解和引申，通过在实践中的思考，在防病治病中的运用，可以把"节"理解为饮食量的节、饮食质的节、饮食宜忌的节，以及饮食与季节、气候、时间等的节，这样理解能有效地指导我们防病治病、临床实践，从而发挥经典的指导作用 。

其次是密切结合临床实践，有效指导临床实践，学以致用。尤其是学习《伤寒论》《金匮要略》《温病条辨》等经典著作，在对原文学习时，要弄懂、弄通病、证、脉的相互联系、病理机制、病证与方药的辨证关系、主症、主方、主药的要点，在各自的相互联系中以求"但见一证便是"。比如对半夏泻心汤的应用，以其寒热并用、补泻兼施、辛开苦降而选药组方，其治疗的证为胃痞，其对应的症状为心下痞，但满而不痛，或呕吐、肠鸣下利，其病机是寒热交错、虚实夹杂，熟悉了这些，对半夏泻心汤的应用就会得心应手，就可以症状不必悉具，紧扣病机就可应用。临证凡我遇到胃满胀不痛、肠鸣便稀或便次多者，应用半夏泻心汤而屡效；或遇到口腔溃疡兼胃脘痞满或有下利者，应用半夏泻心汤而见效。

再次是要能熟记原文，用时达到随手拈来，这需要基本功，需要积年累月的学习。就临床医生来说，如果不能学而时习之，不能专门下一番苦功，对经典专著的原文熟记背诵是很难的；但如果不能熟记，临诊中就不能灵感即现，尤其是年轻医生，更应该下一番苦功。比如对阴阳的理解，要熟记《黄帝内经》的论述，"天地者，万物之上下也；阴阳者，血气之男女也；左右者，阴阳之道路也；水火者，阴阳之征兆也；阴阳者，万物之能始也。故曰：阴在内，阳之守也；阳在外，阴之使也。"和"阴阳者，天地之道也，万物之纲纪，变化之父母，生杀之本始，神明之府也。治病必求于本。"就可做到"知其要者，一言以蔽之"。再如，我曾治一患者，呕吐、发热，体温38℃左右，在某医院住院1周进行了各项检查未能确诊，治疗无效而出院，求诊于我。视各项理化检查结果无明显异常，腹诊时右胁下压痛，脉弦数。思索中脑海闪现出"呕而发热者，小柴胡汤主之"，遂给予小柴胡汤为治。7服药服用3服即热退呕止，7服药尽病告愈。这样做到见证诵典、知证思典、辨治用典，使经典名句熟记于心，方能有效地应用于临床。

最后是学习经典专著时要充分理解、融会贯通，要有所发现、有所创新，学习注家对经典专著的认识和注解，有助于我们对经典专著的学习和理解。但不要拘泥于注家之说，比如小柴胡汤证之往来寒热，我重点对形成"往来"的病机进行了理解，凡"往来"者，皆因少阳枢机不利，正邪进退不得转输，所以凡符合这一病机出现的"往来"表现，皆可以小柴胡汤治之。如我曾治一患者，每到半夜醒来，感头晕、心悸、血压升高，持续1~2小时可自行缓解，1个月来反复出现，经中西医治疗未效而求诊于我。我以这种发作有时的证情表现符合"往来"的病机，以小柴胡汤原方加天麻、钩藤、珍珠母治之，3服药而见效，服药半个月后其病未再发。

二、用经方

讲到中医经方，都会联想到《伤寒杂病论》的名方，张仲景开辨证论治之先河，以六经辨证，病、脉、证并治，编撰269方，集理、法、方、药之大成，可谓经典之作，被世人称之为"经方"。之后，中医各家学说流派云起，各有创新，以脏腑辨证为代表的方证被称之为"时方"。从当代中医的视角看，古代名医创制的经历史检验临床疗效确切的名方都可统称为"经方"。

对于经方的应用，我们既要从传统中医理论的认识出发，研究组方法度，更要从现代疾病认识出发，研究治疗领域，使之能守正创新，知常达变。如《伤寒杂病论》中具有通阳化气、温阳制水作用的方剂很多，既有相似之处，又有变化之微妙，病因体异，药随证变。比如桂枝甘草汤、茯苓甘草汤、苓桂术甘汤、苓桂甘枣汤、真武汤、防己茯苓汤（金匮方）等，共同的药物颇多，但稍有变化则治之不同。如何应用？全在辨证识理、知方明药。我曾在某医院会诊一患者，诊为慢性心力衰竭，伴胸腔积液、心包积液。症见肢肿、心悸气短、胸闷喘满、畏寒肢冷、舌淡脉紧。住某院西医治疗半个月，症状不得缓解，尤其是胸腔积液和心包积液持续不减。中医辨证为心阳不振、脾阳虚衰、水饮内停。治当通阳化气，利水消饮。知证以思典，《伤寒论》云："伤寒厥而心下悸，宜先治水，当服茯苓甘草汤。"《金匮要略》云："夫短气，有微饮，当从小便去之，苓桂术甘汤主之。"给予处方：茯苓18g，桂枝12g，生姜10g，甘草6g，白术15g，附子12g，泽泻15g，大腹皮30g，厚朴12g，丹参12g，当归12g，黄芪30g。方药7剂后，心悸症状明显减轻。在上方中加入葶苈子15g，再服10剂后前症基本消除，复查胸腔积液和心包积液均被吸收。这个病例主以经方为治，重点抓住阳虚水停、水气凌心病机，这是知证用方的关键。另外，亦结合对疾病的现代认识，通过这个病例，我们可以这样思考，在心力衰竭疾病的发生、发展过程中，"水"的概念包含着水钠潴留—血容量增加—前负荷加重—体循环或肺循环瘀血的病理过程，说明心功能由代偿向失代偿过渡，"故宜先治水"，而治水必通阳，阳通则气化，气化则水行，以淡渗利尿，起到减荷强心、促进胸腔和心包积液吸收的作用，既有西医利尿强心的机制，更有中医通阳化气、通利三焦之大法，彰显了经方的魅力。

用经方要遵古传承，更要有所创新，让古人的智慧进入现代，让现代思维贯通古人经验，这样做到承古纳今，使经方在治疗现代疾病中发挥更大的作用和优势。比如对病毒感染性疾病，除了要用现代医学知识关注病毒的感染特征，更要用中医的辨证思维认识其发病季节、气候特点、易感人群、症状表现和疾病演变过程，确立治法方药，达到治疗效果。在新型冠状病毒肺炎的救治中，从经典中探索中医对该病的认识，从经方中探求对该病的治疗，所取得的疗效已经充分说明经典经方在现代疾病防治中起到了重要作用。

我研发的英芪和胃丸，用于治疗幽门螺杆菌感染相关性胃病，就是在平胃散的基础上组成方药的，它是中医理论与现代医学对幽门螺杆菌感染的认识和幽门螺杆菌导致相关性胃病的发生发展规律的相互通融的结果，获得国家发明专利，由山东省药品监督管理局批准成为院内制剂，临床疗效明显，取得了广泛的社会效益和显著的经济效益，这是经方走向现代的创新之举。

三、传经验

传经验是学经典、用经方的一种学术升华，只有精于学经典、善于用经方、勤于做临床，才能积累经验、总结经验、传授经验。传授经验必得学验俱丰、颇有见的，无论理论还是实践，不仅需要引经据典，更要有个人见解，形成学术观点，达到传道、授业、解惑。就我个人的经验而言，主要有以下临证体会。

（一）中医治病必须辨证论治

我认为辨证论治是中医诊治疾病的精髓，是中医理论行之于临床实践的核心，掌握了中医辨证论治的理论和临证分析方法，就像船在大海中航行，有了舵手就不会迷失方向；就像在森林中旅行，有了罗盘就会找准行走的方向。 随着西医学的进步与发展，对很多疾病的认识有了新的突破，中医也掌握了大量西医知识与信息，尤其是作为现代中医人，更要掌握很多的边缘学科知识，但不可以所谓的西医现代知识和现代研究来运用中医中药，不讲辨证论治，那样就脱离了中医诊治疾病的精髓和灵魂。

（二）临证诊病当以四诊合参，重视问诊

辨证论治时，应当四诊合参，我强调问诊为本，意在反对问诊不详，仅凭西医理化检查。张景岳形容问诊为"诊病之要领，临证之首务"。因为望、闻、切三诊皆为医者所为，有着不同程度的片面性和局限性，也就是说通过此三诊收集的临床资料相对来说并不十分完备，也并不完全准确。而通过问诊所收集的临床资料是患者就诊以解除病患的全部诉求，相对于其他三诊来说更完整、更直观，也更准确。笔者认为问诊是获得患者信息的第一手资料，信息量大、表述明确，既有主观感觉又有客观的体征。通过详细的问诊，既能了解起病之诱因、病情之演变、治疗之经过，以及现代技术之检查发现、既往病史等。正如《素问》所云："诊病不问其始，忧患饮食之失节，起居之过度，或伤于毒，不先言此，卒持寸口，病何能中。"所以问诊所收集的资料应该成为辨证论治的主要依据，问诊也由此成为四诊的首诊之法，清代医家赵晴初说："脉居四诊之末，望、闻、问贵焉。其中一问字，尤为辨证之要。"我在临证中很崇尚"十问歌"，问诊细致全面，反对那些不询病情、"病家不用开口，便知病情根源"，更反对只凭检验单、报告单妄加断言之治。

（三）治病求本必须明病因病机

经言"治病必求于本"，指治疗疾病时需寻找发病的根本原因，从根本上治疗。正如《景岳全书》所云："凡治病之道，必确知为寒，则竟散其寒，确知为热，则竟清其热，一拔其本，诸证尽除矣。"医生在诊病时，搜集的第一信息是患者所出现的症状，症状是通过患者的感觉、病变部位反映出来的，

症状是现象，如何透过现象看到本质，只有细审其症、寻求其因、明理析证、正本澄源，才能正确立法，自然也就"药半功倍"。

求因是寻找致病因素，目的就是要明辨病机，掌握疾病发生、发展、变化过程中的演变规律，影响疾病发生、发展内在的或外部的机制，探求疾病表里部位、寒热性质，正邪虚实和脏腑、气血、津液功能失调，以及机体气机失调、气化失常的必然联系。这是辨证论治重要的思维理念。因此，明辨病机在辨证论治中有着非常重要的作用。"审查病机，无失气宜""谨守病机，各司其属"(《黄帝内经》)，尽管疾病的表现变化多端，临床证候复杂多样，但只要在求因的基础上，掌握疾病规律、明辨病机、删繁就简，就会使理法方药贯穿其中。

古今医家创立了很多治病大法，诸多治法有一个共同特点，就是每种治法的应用都以辨析病因病机为根据，每种治法的形成都是掌握了病机变化规律的总结。所以在临床中强调因病因病机确立治则治法，当常则常，当变则变，治有法度。如常法之用，可依寒则热之、热则寒之、实则泻之、虚则补之等；变法当以病机的转化而灵活权变，因为疾病会因时因地、因疾病的不同阶段、病邪进退规律等而有不同的病机变化。抓住病机变化的核心，是确立变法的主要依据。另外，人体的复杂性和致病因素相互作用的复杂性，决定了疾病在发生、发展、变化过程中的复杂因素，于是有了主证、兼证等复杂的表现，在确定治法时，就要找出支配疾病发生、发展、变化的主导因素，因为主导因素是产生主证的根源，在治疗中要始终以主导因素为主要解决对象，同时兼顾影响颇高的非主导因素之兼证，全面分析，这样才能立法正确，疗效确切。

（四）理法方药贯穿一线，必须法度严谨

辨证论治的落脚点是遣方用药，方、药是辨证论治的重要组成部分，组方时必须按照中医理论讲究组方法度思维。一是整体思维，其建立在中医整体观念、辨证论治、预防保健理论的基础上，全面贯穿于理、法、方、药之中，是将四诊所获得的资料经过整理、归纳、分析，运用中医理论知识和个人的临床经验，立法、遣方、选药、组成方子，这个过程如同一个命题作文，要主题突出、层次清晰，可以读出其中的理念、思想。因为一张好方子，能充分体现出中医基本理论、辨证论治观念、预防保健思想等具体的系统内容。

二是具体思维，其建立在组方结构、药效功能、药性配伍的理论基础上，对具体方剂进行思辨，贯穿于选药组方治病的整个过程。组方结构讲究君、臣、佐、使，突出主证主药，随症加减讲究权衡变化。按照辨证、立法的要求，选一张相适宜的方剂，再根据患者的具体情况，对方中的药味进行分析，将不符合目前病情治疗要求的减去，或选一两味符合辨证、立法要求的，能在这

个方剂中起到相互配合、相辅相成的药物，以增加疗效，使之"方中有药"，药与药之间有着相互联系。

如小柴胡汤的加减变化，小柴胡汤治少阳之病，立和解少阳之法，如果患者口渴明显，就去半夏，加天花粉以生津液；如果胸中烦热而不呕，就去半夏、人参，加瓜蒌以荡郁热等。如乌梅丸为纠正寒热交互之势，寒热并用；半夏泻心汤治痞，辛苦相伍等，都是法度清晰。总的来说，要使整个处方讲究机圆法活、寒热温凉、宣肃开合、通利收涩、升降沉浮、补泻滋通的合理配伍，在解决复杂的病因病机问题时十分重要。

（五）以战略性思维开拓中医新理念

1. 把整体观念进行多维重构，从西医诊疗手段中抽取能与中医辨证相适应的部分纳入中医整体观念中，我称之为"附属体"，这样才能实现现代中医学术与边缘学科（包括西医学）沟通对话般的融合。

2. 在整体观念和辨证论治的思维下，中医要全科化发展，专科化突破，既杂又专，杂就是融合内外妇儿各科的辨证施治规律，得心应手地辨治各科（包括各个专科）常见病、多发病，专就是在某一专科、专病上有独到的研究，有特色优势，有疗效，在群众中有信誉，在同道中被公认。

3. 将脏腑辨证进行系统化关联，如我把本脏腑疾病名曰"主病"，对本脏腑疾病有重要影响的名曰"辅病"，本脏腑影响其他脏腑疾病名曰"佐病"，在辨证论治中系统分析。在立法施治时抓住主病，抑制辅病，防治佐病；在卫气营血辨证中，分阶段、重定位，引入西医理化检查，在辨证立法选方的基础上对应性遣药，以图准确靶向定位。

4. 在对现代医学有所发现的疾病治疗中，及时把握新动态，了解新观念，用中医的辨证思维破解新问题，用现代中医研究成果创新观念，比如"幽门螺杆菌感染相关性胃病"，这是西医的新发现，根除幽门螺杆菌感染是治疗相关性胃病的关键，据此我进行了深入研究，提出了"邪毒学说"，强调了外邪与内伤并存的病因论点，对幽门螺杆菌相关性胃病创立了益脾胃之气而复原、解毒瘀之邪而安中、蠲除病原防恶变的理论，在根除幽门螺杆菌研究方面有新的突破。

一名优秀的现代中医师必须熟谙中西医两种医学体系的基础理论和诊疗技术，扬长避短，发挥"古为今用，洋为中用"的优势。应用西医的诊断技术和治疗手段，为中医辨证提供有力的帮助，促进辨证与辨病有机结合。还是举对幽门螺杆菌相关性胃病辨治的例子，首先通过现代的检测手段确定幽门螺杆菌感染，利用胃镜的深入望诊和病理的微观望诊，应用中医的望、闻、问、切宏观辨证，从而创新辨证论治思维。把病理定性为幽门螺杆菌感染当属外感病邪，通过胃镜可见受损的胃黏膜充血、水肿、渗出、黏膜红白相间或血管透见，黏膜苔藓质多，甚至恶变。符合湿热蕴结、气血受损、气虚血瘀、阴伤津亏、胃膜失养的病理状态。基于对幽门螺杆菌感染的认识和中医辨证论治理论，从辨病与辨证入手，结合内镜和微观病理的观察，确立了清解邪毒、调理气血、修复伤疡、截防恶变的治疗原则。清解邪毒 —— 幽门螺杆菌感染，宿伏胃腑，非清解不能祛邪毒；调理气血 —— 胃黏膜的修复，有赖于气血之濡养。若气不能濡、血不能养，则势必使防御功能减弱，故调理气血改善胃腑内环境，提高胃腑的抗邪能力，达到祛邪之目的；修复伤疡 —— 幽门螺杆菌感染造成了胃黏膜的炎症及溃疡，通过祛邪扶正，进一步修复伤疡，有效地保护胃黏膜，从而消除症状，达到祛邪愈病的目的；截防恶变 —— 现代研究证明，幽门螺杆菌感染造成胃黏膜的病理改变，使胃黏膜发炎、萎缩、肠化生、癌前病变，甚至癌变，所以在根除幽门螺杆菌的治疗中，要及时应对癌前病变的发生，清解邪毒，修复胃黏膜，逆转病变，截断防变。再如治疗胃溃疡病，无论寒热虚实，患者表现都为周期性、节律性胃脘痛，呈钝痛、灼痛、刺痛不一，但通过胃镜观察，表现为溃疡面为灰白或褐色苔膜覆盖，边缘肿胀活动期征象，这时在辨证论治时参以"治溃疡病如治痈"，常加入蒲公英、地丁之属；表现为溃疡面白苔消失，变成红色充血的瘢痕，可见皱襞集中，这时在辨证论治时参以"活血祛瘀以生新"，常加入丹参、三棱、莪术之属；临床中遇无自觉症状，而因理化检查发现异常者，如高血糖、高血压、高血脂等，则考虑其饮食起居、生活环境、家族遗传等因素，达到有效干预的目的。使中医辨证论治能渗透西医认识，在参考现代理化检查技术结果时，循中医学术思维，如治疗胃肠疾病重视活血化瘀的应用，认为胃肠黏膜的完整性依赖于良好的血液供应，而血瘀状态即血液运行不畅，微循环障碍，使黏膜缺血缺氧，导致黏膜抗病能力和修复能力下降，出现炎症、糜烂、溃疡、萎缩等，瘀血成为许多胃肠病的病机之一，参以活血化瘀是许多胃肠病的重要治法，这些认识架构了临床诊病的新思维，注入了辨证论治的新要素，但要绝对反对中医和西医理论一一对应、牵强附会而丢失中医辨证论治的精髓。

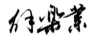

2022 年 8 月

前　言

　　中医药学源远流长，绵延数千载，代有发展，形成了完备、系统的基本理论和博大精深的科学内涵，有着卓越的临床疗效，受到全世界人民的注目。深入研究和科学总结中医药学对丰富世界医学事业、推进生命科学研究具有积极意义。中医药作为中国"独特的卫生资源、潜力巨大的经济资源、具有原创优势的科技资源、优秀的文化资源和重要的生态资源"，与人民的生命健康和生活幸福息息相关。在数千年的历史长河中，中医药学伴随着中华文明的进步而不断地积累和发展，从古至今，先贤辈出，以传承精华、守正创新的精神，探索出了中医药学传承创新的发展之路，为人类文明和社会发展做出了巨大贡献。

　　可以说，中医药学是具有鲜明特色理论的伟大创造，是具有丰富实践经验的伟大创举，在社会文明不断进步和科学技术不断发展的今天，坚持中医药学的理论自信、学术自信和实践自信，是中医药继承、发展、创新的伟大动力。

　　解氏中医被威海市政府列为"威海市非物质文化遗产"，具有百年的传承、发展、创新史，虽然在浩瀚的中医文化海洋中只是涓涓细流，却能在医海中激起一朵浪花、一片涟漪，在百年的医路奋进中，展现出深厚的理论底蕴、独特的临证思维和丰富的临床经验，解氏也成为享誉一方的中医世家。解氏中医以经典为理论根基，让辨证成为全科论治的法则；以临床为经验发祥，让立法方药得到实践的检验。作为解氏中医代表性传承人的我们，要传承解氏中医宝贵的中医历史文化和丰硕的中医防病治病成果，发展和创新解氏中医的现代中医思维和学术成果，为历史所赋予的责任和继往开来的使命，自当尽用所学，奉献所能，为承先贤著述，为传后学立说，为此编写了《解氏中医临证发挥》，以昭传承、发展、创新之意愿。

　　为了能让中医、西医、中西医结合医者和中医爱好者在阅读中形成共识，《解氏中医临证发挥》一书采用西医病名，在辨证概要部分以其主要临床表现和西医的诊断技术为临床诊断提供基本依据；在中医药学术理论的指导下，突出中医临床辨证分型和症状描述要点、治疗原则、代表方剂，提供临床辨证治疗的基本思路；临证思维为本书的特点，从中医辨证论治的观念出发，突出临证思维的发散性和多维性，密切结合现代中医研究和西医诊疗技术兼容思维的共识和互融性，阐述了临证承古纳今的治学理念，宏观和微观的互动思维，让临床信息为辨证论治提供充分的论证依据；临证验案则是根据从近几年临床上万份病例资料中抽取的能反映解氏中医学术思想、临证思维、临床经验的临证实案，涉及内科、妇科、儿科部分常见病的 30 个病种，详细介绍了 70 个临证案例。全书呈现了传承中医经典理论和辨证论治观、发展和创新现代中医思维的理念。

　　愿《解氏中医临证发挥》成为突出中医临证思维特色、兼容现代科学知识的优秀著作，为广大读者提供理论和实践相结合的学习参考和问题研究的借鉴。

　　由于编写时间仓促，水平有限，疏漏和错误之处在所难免，望能得到业内专家和广大读者的批评指正。

编者

2022 年 8 月

目　　录

第一章　内科常见疾病

第一节　呼吸系统疾病

一、上呼吸道感染

辨证概述

上呼吸道感染是指细菌、病毒等侵犯鼻腔、咽喉黏膜而造成的急性炎症。大多是由病毒引起，病程一般为3~7天，四季均可发病。临床以鼻塞、流涕、喷嚏、咽痛、声音嘶哑、时有咳嗽及恶寒、发热、头痛、四肢腰背酸痛为主要症状表现。本病中医称为"感冒"，病情轻者称为"伤风""冒风""冒寒"，重者称为"重伤风"，流感则称为"时行感冒"。临床辨证可分为风寒感冒、风热感冒、暑湿感冒和虚体感冒4种证型。

（1）风寒感冒型：鼻塞声重，喷嚏流涕，咽痒，咳嗽，痰多稀薄，头痛，肢体酸痛，舌淡，苔薄，脉浮缓。治宜辛温解表。常用方剂：荆防汤加减。

（2）风热感冒型：发热，微恶风寒，头痛，鼻塞流浊涕，咳嗽，咳吐黄稠痰，咽痛，口干欲饮，舌红，苔薄黄，脉浮数。治宜辛凉解表。常用方剂：轻者用桑菊饮，重者用银翘散。

（3）暑湿感冒型：身热，微恶风，汗出，肢体酸痛或疼痛，头昏重胀，咳嗽，痰黏，鼻流浊涕，心烦口渴，或口中黏腻，渴不多饮，胸闷泛恶，小便短赤，苔薄黄而腻，脉濡数。治宜清暑祛湿解表。常用方剂：偏于挟暑者用新加香薷饮加减，偏于挟湿者用羌活胜湿汤加减。

（4）虚体感冒型：恶寒发热，热势不甚，头痛鼻塞，咳嗽，咳吐白痰，形寒肢冷，语声低怯，气短乏力，舌淡，苔白，脉细弱。治宜益气解表。常用方剂：参苏饮加减。

素体阳虚感受外邪者，见阵阵恶寒，或见蜷缩寒战，稍兼发热，舌淡胖，脉沉细等。治宜温阳解表。常用方剂：桂枝加附子汤加减。

属阴虚之体感受外邪者，症见身热，微恶风寒，少汗，干咳少痰，五心烦热，舌红少苔，脉细数。治宜滋阴解表。常用方剂：加减葳蕤汤化裁。

临证思维

中医认为，上呼吸道感染属于感冒、咳嗽证。本病常以伤风感寒为病因，其外邪常经皮毛或口鼻而入，首发症状往往是鼻塞流涕，继而恶寒发热、胸痛咳嗽，在辨证中主要抓住首伤风寒，这时宜发表散邪，若失于治疗2~3天，则可热化，这时宜清热与散邪相辅，若邪及于肺，则宣肺止咳之治不可缺如。

总的原则是以散邪为主，用药宜轻清宣散。正所谓"治上焦如羽"。但由于人们的医学科普知识和家庭小药箱的普及，对早期"上呼吸道感染"往往自行处理，故因"上呼吸道感染"首诊中医者少，致数日不愈，或西医处理不当而症见加重，则求治于中医，所以对此类患者不可墨守成规。

在立法与组方时，应辛散发表与清热宣透相结合，即使外邪随散发而出，又要防外邪入里而深陷，早用清热解毒截断外邪入里之道路。辛散发表散邪之品，常选用防风、荆芥、苏叶、葛根、羌活、麻黄等；清热解毒之品，常选用柴胡、黄芩、板蓝根、大青叶、金银花、连翘、鱼腥草等；宣肺止咳之品，常选用桔梗、薄荷、前胡、白前、枇杷叶等。据证遣方选药，往往取效。

临证验案

例一：患者，男，12岁。

初诊：2019-02-23。诉：发热，咽痛2天，发热（体温38.2℃）2天，咳嗽，咳痰色黄，口干欲饮。检查：咽部充血，扁桃体Ⅱ°肿大，见脓栓。听诊：双肺呼吸音粗。舌质红，苔黄，脉浮数。

辨证：外感风热，邪犯喉咽。

治法：清热散邪，利咽解毒。

处方：金银花15g，连翘12g，桔梗12g，薄荷10g，牛蒡子10g，浙贝母12g，升麻10g，穿心莲12g，锦灯笼10g，荆芥10g，竹叶12g，甘草6g。

4剂，中药配方颗粒，每日1剂，分早晚冲服。

二诊：服上方4剂后，微汗，热退身凉。但感咽干，咳嗽少痰。查咽部充血，扁桃体Ⅱ°肿大，无脓栓。舌质淡红，苔薄黄，脉浮。

处方：金银花12g，沙参12g，桑叶12g，杏仁10g，木蝴蝶15g，桔梗12g，芦根15g，枇杷叶12g，百部15g，甘草6g。

5剂，中药配方颗粒，每日1剂，分早晚冲服。

例二：患者，男，18岁。

初诊：2018-11-12。诉：咽痛伴咳嗽5天，5天前有发热、咽痛、咽干。经服用感冒清热颗粒合小柴胡颗粒热退，但咽痛、咽干仍未愈，且渐加重，咳嗽痰黄，声音嘶哑，有憋气感，大便干结，2日未解。检查：咽部充血明显，扁桃体Ⅱ°肿大。听诊：双肺呼吸音清。舌质淡，苔薄黄稍燥，脉象洪。

辨证：热邪伤津，燥伤太阴。

治法：清热润燥，宣上通下。

处方：火麻仁30g，沙参15g，麦冬15g，桑叶12g，杏仁10g，枇杷叶12g，石膏20g，牛蒡子10g，鱼腥草12g，射干12g，蝉蜕10g，甘草6g。

5剂，中药配方颗粒，每日1剂，分早晚冲服。

二诊：服用上方5剂后，咽痛、咽干明显好转，大便通畅，但仍咳嗽，咽痒，痰少。舌质淡红，苔薄白，脉浮。

处方：陈皮12g，桔梗12g，荆芥6g，蝉蜕6g，百部12g，白前12g，前胡12g，杏仁10g，桑叶12g，沙参15g，甘草6g，枇杷叶12g。

5剂，中药配方颗粒，每日1剂，分早晚冲服。

例三：患者，女，24岁。

初诊：2019-12-21。诉：发热，咳嗽3天。发热（体温37.6~38℃）3天，咳嗽，痰色黄。服用阿莫西林未效，体温波动发热，伴咳嗽，吐痰，痰多色黄，鼻流浊涕，量多，咽痛，咽干欲饮，小便黄。检查：咽部充血明显，咽后壁滤泡多见，扁桃体无肿大。听诊：双肺呼吸音增粗。舌质红，苔薄黄，脉浮数。

辨证：风热袭肺。

治法：疏风清热，宣肺利咽。

处方：防风12g，荆芥12g，连翘12g，金银花15g，柴胡12g，黄芩12g，浙贝母12g，桑叶12g，杏仁10g，前胡15g，辛夷10g，枇杷叶12g，竹叶12g，甘草6g，鹅不食草12g。

4剂中药配方颗粒，每日1剂，分早晚冲服。

二诊：服药2剂后体温正常；4剂后鼻不流涕，咽痛、咳嗽明显减轻，但感鼻塞，咳嗽有痰，质稀色白，咽痛、咽干，声音嘶哑。查咽部仍有充血。舌质淡红，苔薄黄，脉浮。

处方：金银花15g，桔梗12g，薄荷10g，牛蒡子10g，桑叶12g，杏仁10g，黄芩12g，芦根15g，苍耳子10g，辛夷10g，苏叶12g，甘草6g。

5剂，中药配方颗粒，每日1剂，分早晚冲服。

三诊：述咽痛症状基本消除，鼻通畅，但仍咳嗽，少痰，咽干，咽痒，有异物感。舌质淡红，苔薄白，脉弦。

处方：沙参15g，玉竹15g，桑叶12g，杏仁10g，百部15g，白前15g，前胡15g，枇杷叶12g，紫菀12g，荆芥10g，蝉蜕10g，僵蚕

12g，苏叶 12g，甘草 6g。

5 剂，中药配方颗粒，每日 1 剂，分早晚冲服。

二、流行性感冒

辨证概述

流行性感冒（简称"流感"）是由流感病毒引起的急性呼吸道传染病。本病主要通过空气、飞沫传播，具有高度传染性，可引起广泛流行，一年四季均可发病，以冬春季节多见。本病属于祖国医学"时行感冒"范畴。临床辨证可分为外感风寒、外感风热、外感暑湿、外感风燥 4 个证型。

（1）外感风寒型：恶寒重，发热轻，无汗，头痛身痛，鼻塞流清涕，打喷嚏，咽痒，痰少色白，舌淡红，苔薄白，脉浮紧。治宜辛温发散，宣肺解表。常用方剂：荆防败毒散。

（2）外感风热型：发热重，微恶风寒，微汗出，头身疼痛，咳嗽，痰黄稠，鼻塞，流黄涕，咽喉肿痛，口干微渴，舌质红，苔薄黄，脉浮数。治宜辛凉解表，清热解毒。常用方剂：银翘散加减。

（3）外感暑湿型：身热，微恶风寒，无汗或汗出不畅，头昏胀重，肢倦酸痛沉重，咳嗽痰稠，鼻流浊涕，胸闷心烦，口渴不饮，或口中黏腻，脘痞，泛恶，小便短赤，或大便溏薄，舌苔薄黄或腻，脉濡数。治宜祛暑解表，化湿和中。常用方剂：藿香正气散和新加香薷饮加减。

（4）外感风燥型：发热，头痛，微恶风，口干鼻燥，咽痛声哑，干咳，少痰或夹血丝，胸胁疼痛，乏力易倦，舌质干红，苔少，脉浮数。治宜辛凉清解，润燥肃肺。常用方剂：桑杏汤加减。

临证思维

流行性感冒，西医认为是病毒感染呼吸道的传染性疾病，中医对此病认识为时疫之邪所染，由口鼻而入，发病急，表证里热，常常迅速变化，属温病疫邪范畴。由于疫邪所犯虽首先犯于卫分，但常以热邪居多，其热势鸱张，极易表现出表邪未散、里热已炽，故在治疗时，不拘于解表散邪，应谨防入里，即所谓的截断之法，若邪入里，除要及时清里，亦要关注散邪于外，让邪有出路。在用药上可以辛温发表，以汗宣邪，或辛凉解表，以轻清散邪、甘寒清热，以清气透邪、和解表里，以疏邪于外。辛温发表常选用药物如防风、荆芥、苏叶、麻黄、羌活、葛根等。辛凉解表常选用药物如金银花、连翘、薄荷、桔梗、牛蒡子、大青叶等。甘寒清热常选用药物如石膏、芦根、沙参、知母、菊花等。和解表里常选用药物如柴胡、黄芩、板蓝根、穿心莲、竹叶、淡豆豉等。

治疗流感，因之传变较快，若单一方法有一剂未散，病已变证，故其法不拘于一，可辛温辛凉甘寒清热解毒于一炉，孰重孰轻，需详辨寒热之多少，预测病之传变机会，尤其是要关注于肺，以防流感病毒循呼吸道深入于肺；其"截断"病势是迅速取效的关键。首用抗生素治疗者居多。中医药参与必须根据客观事实灵活辨证选方用药，但不可妄以苦寒清热重剂，以防滞邪伤正，更不可一味追求中药抗病毒之作用而失于中医药组方法度。

临证验案

例一：患者，男，16 岁。

初诊：2018-03-06。诉：发热（体温 38.5℃），伴恶寒，头痛，身痛，咽痛，咳嗽，咳黄痰，发病 4 天，服用头孢类抗生素未见效。检查：咽部充血，扁桃体Ⅱ°大。听诊：双肺呼吸音粗。舌质红，苔薄黄，脉数。

辨证：风热犯表，伤于肺卫，滞于肌腠。

治法：疏散风热，宣肺利咽，解肌散邪。

处方：防风 12g，荆芥 12g，连翘 12g，金银花 12g，柴胡 12g，黄芩 12g，葛根 15g，白芷 12g，前胡 15g，杏仁 10g，桔梗 12g，薄荷 10g，甘草 6g。

4 剂，中药免煎颗粒每日 1 剂，分早晚冲服。

二诊：经服用上方 4 剂后，身微汗出，热渐退，头、身痛除，但咳嗽较频，少痰，体温 36.7℃，咽部无明显充血，双肺呼吸音清。舌质淡，苔薄白，脉浮。

处方：桑叶 12g，杏仁 10g，陈皮 12g，桔梗 12g，紫菀 12g，百部 15g，白前 15g，前胡 15g，荆芥 10g，甘草 6g。

5 剂，中药免煎颗粒每日 1 剂，分早晚冲服。

例二：患者，女，28 岁。

初诊：2018-12-11。诉：发热（体温 38.6℃），无恶寒，发病 3 天。3 天前自感感冒发热，服用阿莫西林及布洛芬未见效，发热持续，伴咽喉疼痛，口干渴，头痛，身痛，咳嗽，咳黄痰。检查：咽部充血，扁桃体Ⅱ° 肿大，呼吸急促。听诊：双肺呼吸音粗，心率 90 次 / 分。舌质红，苔薄黄，脉数。

辨证：邪热由表入里，热在气分。

治法：清热散邪。

处方：石膏 30g，知母 15g，金银花 15g，连翘 12g，柴胡 12g，葛根 30g，牛蒡子 10g，桑叶 12g，杏仁 10g，桔梗 12g，板蓝根 15g，甘草 6g。

4 剂，中药免煎颗粒每日 1 剂，分早晚冲服。

二诊：经服用上方 4 剂后，自感热退，身痛除，仍咳嗽，少痰，咽干，体温 37.2℃。舌质淡红，苔白，脉浮数。

处方：柴胡 15g，黄芩 12g，半夏 10g，桑叶 10g，杏仁 10g，桔梗 15g，枇杷叶 12g，前胡 15g，苏叶 12g，沙参 15g，甘草 6g。

4 剂，中药免煎颗粒，每日 1 剂，分早晚冲服。

例三：患者，男，38 岁。

初诊：2020-07-10。诉：发热（体温 38.2℃），头痛，身痛，服罗红霉素 4 天未见效，伴口苦咽干，恶心头晕，食欲缺乏，大便黏滞。检查：咽部无充血。听诊：双肺呼吸音清。舌质红，苔薄黄，脉濡数。

辨证：暑热伤表，与湿合邪。

治法：清暑祛湿，和解卫表。

处方：香薷 10g，厚朴 10g，柴胡 12g，白扁豆花 10g，黄芩 12g，半夏 10g，连翘 12g，板蓝根 15g，杏仁 10g，藿香 12g，白芷 15g，豆蔻 12g，甘草 6g。

5 剂，水煎，每日 1 剂，分早晚服。

二诊：经服用上方 5 剂后，热退，诸症除，但感乏力，易出汗，食欲缺乏。舌质淡，舌苔白，脉缓。

处方：防风 12g，白术 15g，黄芪 18g，茯苓 12g，藿香 12g，佩兰 12g，神曲 15g，炒谷芽 15g，砂仁 6g，甘草 6g。

5 剂，水煎，每日 1 剂，分早晚服。

三、急性支气管炎

辨证概述

急性支气管炎是病毒和细菌感染，或物理、化学刺激、过敏反应等侵犯气管－支气管黏膜而造成的急性炎症。起病较急，发病多见于寒冷季节，或气候突变之时，或过度劳累之后。初起多有上呼吸道感染症状，以咳嗽、咳痰为主要表现，呈刺激性、阵发性咳嗽，咳痰可由少量稀薄痰逐渐变黄脓痰或白黏痰，可持续数周。中医称本病为"咳嗽"，多属外感暴咳，临床辨证可分为风寒袭肺型、风热犯肺型、燥热伤肺型。

（1）风寒袭肺型：起病较急，症见咳嗽，声重，气急，咽痒，咳痰稀白或黏，伴有鼻塞流涕，头痛，恶寒发热，周身酸痛，舌苔薄白，脉浮。治宜疏风散寒，宣肺止咳。常用方剂：杏苏散加减。

（2）风热犯肺型：咳嗽不爽，咳痰色黄稠或白黏，口干咽痛，鼻流黄涕或有发热，头痛恶风，汗出，苔薄黄，脉浮数。治宜疏风清热，宣肺止咳。常用方剂：桑菊饮为主方。

（3）燥热伤肺型：咳呛胁痛，痰少质黏，不易咳出，或咳痰中带血，口咽干燥，舌红，苔薄黄，脉细数。治宜清肺润燥，化痰止咳。常用方剂：桑杏汤为主方。

临证思维

中医把急性支气管炎列为咳嗽范畴，与感冒往往同在。其病因以外邪感染于皮毛或口鼻而入，或首发感冒，邪随之深入，亦有外邪直犯于气道。前者可有发热恶寒，继则咳嗽加重，治当疏散风热，宣肺止咳；后者则以咳嗽咳痰为重，发热或不发热，治当以止咳化痰为要。

在中医辨证中辨咳之急缓、痰之质色为重点。然而不可回避的是，在首选就医途径中往往有西药的干预，尤其是抗生素的应用，使症状、症情有很大变化。故在问诊中，重点询问咳嗽频率、咳嗽时间，如晨起重，抑或入夜重；咳嗽诱因是遇冷加重，抑或是烦热咳嗽。望诊重点是痰与舌，痰质稀色清，还是质稠色黄；是咳痰如唾，还是痰结成块；舌苔薄白还是黄厚，抑或黄燥。这对辨寒热十分重要，寒者，主以辛温散邪，药如麻黄、桂枝、半夏、干姜、细辛、防风、荆芥等；热者，主以辛凉清散热邪，药如金银花、连翘、鱼腥草、黄芩等，但总以止咳化痰为原则，以宣发肺气，利肺道，畅呼吸，药如前胡、杏仁、白前、百部、枇杷叶、桑叶、半夏、紫菀、款冬、瓜蒌等。

值得一提的是，有些患者因首发时处理不当，过于关注"炎症"而忽略咳嗽之症，后期遗留咳嗽症状往往经久不愈，表现出咳嗽少痰，咽痒即咳，咳嗽连续，西医常诊之为"变异性哮喘"，给予抗过敏药物，使咳嗽更加缠绵，中医提出了"喉源性咳嗽"概念，常应用加味止嗽散取效。

临床验案

例一：患者，女，28岁。

初诊：2019-09-10。诉：咳嗽气喘，发病半个月。半个月前自感感冒，发热恶寒，咳嗽，经服抗生素治疗发热除，但咳嗽始终不愈，服用止咳药效果不显。半个月来咳嗽伴气喘，咳痰黄稠，咽干、咽痒。听诊：检查双肺可闻及干啰音。舌质淡红，苔白，脉浮滑。

辨证：痰热郁肺。

治法：宣泄肺热，止咳平喘。

处方：麻黄 6g，石膏 18g，杏仁 10g，桑白皮 15g，黄芩 12g，桔梗 12g，紫菀 12g，前胡 15g，白前 15g，百部 15g，苏子 15g，川贝 10g，甘草 6g。

7剂，水煎，每日 1 剂，分早晚服。

二诊：服用上方7剂后，气喘除，但仍咽痒，咳嗽，少痰。舌质淡红，苔薄白，脉浮。

处方：陈皮 12g，桔梗 12g，荆芥 9g，紫菀 12g，黄芩 12g，百部 15g，白前 15g，前胡 15g，杏仁 10g，桑叶 12g，川贝 10g，枇杷叶 12g，甘草 6g。

7剂，水煎，每日 1 剂，分早晚服。

例二：患者，男，39 岁。

初诊：2020-12-12。诉：咳嗽喘息半月余。半个月前发热、恶寒、咳嗽，经治发热、恶寒除，但遗留咳嗽、咳痰，经中西医治疗病情反复，现咳嗽、喘息，痰多清稀如唾，遇寒加重，自感背部发凉。听诊：双肺呼吸音粗，偶有干啰音。舌质淡，苔白，脉浮紧。

辨证：风寒犯肺，痰饮兼邪。

治法：宣肺散寒化饮。

处方：桂枝 12g，白芍 12g，麻黄 10g，半夏 10g，干姜 10g，细辛 3g，苏子 15g，五味子 10g，芥子 12g，桑叶 12g，厚朴 12g，杏仁 10g，甘草 6g。

7剂，中药配方颗粒，每日 1 剂，分早晚冲服。

二诊：服用上方 7 剂后，痰少喘轻，畏寒感除，但仍咳嗽伴咽痒、口干。舌质淡红，苔薄白，脉浮。

处方：陈皮 12g，桔梗 12g，荆芥 10g，半夏 10g，紫菀 12g，干姜 10g，桑叶 12g，五味子 10g，杏仁 10g，百部 15g，沙参 12g，枇杷叶 12g，甘草 6g。

7剂，中药配方颗粒，每日 1 剂，分早晚冲服。

例三：患者，女，49 岁。

初诊：2020-01-18。诉：咳嗽 1 个月余。1 个月前因感冒致咳嗽，经服西药消炎止咳药效果不佳，咳嗽，咳痰，质黏不易咳出，伴胸闷、口干、口苦，夜间咳嗽尤甚，心烦，但恶冷风。听诊：双肺呼吸音粗，无干湿啰音。舌质淡，苔薄黄，脉弦。

辨证：邪热犯肺，少阳郁火。

治法：清热肃肺，和解少阳。

处方：瓜蒌 15g，黄芩 12g，半夏 10g，柴胡 15g，桑叶 15g，杏仁 10g，桔梗 15g，桑白皮 15g，芦根 30g，干姜 10g，乌梅 12g，五味子 10g，甘草

6g。

7 剂，水煎，每日 1 剂，分早晚服。

二诊：服上方 7 剂后，胸闷、口苦、口干明显好转，痰易咳出，但仍咳嗽伴咽痒，畏冷风。舌质淡，苔薄白，脉弦。

处方：柴胡 15g，黄芩 12g，半夏 10g，干姜 10g，荆芥 10g，蝉蜕 10g，乌梅 10g，五味子 10g，前胡 15g，桑叶 12g，杏仁 10g，枇杷叶 12g，甘草 6g。

7 剂，水煎，每日 1 剂，分早晚服。

例四：患者，男，18 岁。

初诊：2019-01-23。咳嗽 1 周。1 周前感冒发热、咽痛、咳嗽，经服用西药抗炎药发热除，但咳嗽未愈。诊时咳嗽、咽干、咽痛，吐痰色黄质稠，伴口干欲饮，咳嗽甚时胸闷、胸痛。听诊：双肺呼吸音粗，未闻及干湿啰音。咽部充血。舌质红，苔黄厚，脉弦。

辨证：风热犯肺。

治法：疏散风热，宣肺止咳。

处方：金银花 15g，连翘 12g，桔梗 15g，鱼腥草 12g，牛蒡子 10g，前胡 15g，百部 15g，桑叶 12g，桑白皮 15g，石膏 20g，知母 12g，甘草 6g。

5 剂，水煎，每日 1 剂，分早晚服。

二诊：5 剂后诸症减轻，但仍咳嗽，咽痛，口干欲饮，舌淡，苔白，脉弦。

处方：金银花 15g，桔梗 15g，薄荷 10g，桑叶 15g，鱼腥草 12g，前胡 15g，百部 15g，白前 15g，牛蒡子 10g，杏仁 10g，沙参 15g，甘草 6g。

5 剂，水煎，每日 1 剂，分早晚服。

三诊：咽部诸症除，现仍咳嗽有痰，质稀，色白。舌淡，苔薄白，脉浮。

处方：陈皮 12g，桔梗 12g，紫菀 15g，款冬 15g，百部 15g，白前 15g，前胡 15g，枇杷叶 12g，半夏 10g，桑叶 12g，甘草 6g。

5 剂，水煎，每日 1 剂，分早晚服。

四、慢性支气管炎

辨证概述

慢性支气管炎是由感染或非感染因素引起的气管、支气管黏膜及其周围组织的炎性变化，可以由急性支气管炎迁延而成，也与大气污染、吸烟、过敏等因素有关。在中老年人中发病率较高，尤以老年人多见。临床有咳嗽、咳痰等黏液分泌较多的表现，部分患者伴有喘息、气促等，以秋冬季易复发或加重，可分为单纯型和喘息型。本病中医属"咳嗽""痰饮""喘证"范畴，多属内伤久咳，临床辨证可分为痰饮伏肺、痰热蕴肺、肺气虚弱、脾肾阳虚4种证型。

（1）痰饮伏肺型：咳嗽气急，反复发作，天寒更甚，痰多，色白而黏，胸脘痞闷，四肢乏力，舌苔白腻，脉象濡滑。治宜健脾燥湿，理气化痰。常用方剂：平陈汤合三子、三拗汤加减。

（2）痰热蕴肺型：咳嗽气粗，喘急面红，痰黄稠而难出，甚或痰中带血，胸闷，口干口苦，心中烦热，舌红，苔黄腻或黄白相间，脉滑数。治宜清热肃肺，豁痰止咳。常用方剂：清金化痰汤加减。

（3）肺气虚弱型：咳嗽声低无力，气短，痰多清稀，神疲乏力，畏风，自汗，平时易感冒，舌淡，苔薄白，脉弱。治宜补益肺气，化痰止咳。常用方剂：生脉散合玉屏风散、二陈汤加减。

若见口干舌燥，或潮热盗汗、舌红少津等肺阴虚表现者，应兼以养阴清热。常用方剂：百合固金汤加减。

（4）脾肾阳虚型：咳嗽反复发作，吐痰质稀多沫，痰壅气急，不能平卧，纳食不振，肠鸣便溏，神疲倦怠，肢体沉重，或兼小便不利，肢肿，舌淡，苔白润，脉沉滑。治宜健脾补肾，温阳化饮。常用方剂：苓桂术甘汤合真武汤加减。

临证思维

慢性支气管炎主要是从中医喘证辨治，喘为临床主要表现症状，常与咳、痰并存。在辨治时，尽管重点应着眼于肺与气道的病位，但应遵"五脏六腑皆令人咳，非独肺也"之典训，以辨致喘之病因。

慢性支气管炎之喘证，多是肺及气道病变未及时治疗，延绵日久而形成的慢性过程，以累及肺、脾、肾脏为重点。当然，在慢性过程中，也同时会有急性发作而出现外邪犯肺，这时无论慢性期是否涉及肺、脾、肾脏，都需从肺论治，因为这时多因外邪入侵，肺为本脏，而出现咳、喘、痰同时并存，祛邪安肺为治疗重点，常选用药物如瓜蒌、黄芩、鱼腥草、石膏、麻黄、杏仁等祛邪之品，苏子、芥子、莱菔子、桔梗、桑白皮等宣肺降气平喘之品，陈皮、半夏、海浮石、橘红、浙贝母、茯苓等化痰之品；桑叶、前胡、白前、枇杷叶等止咳之品。

急性期的祛邪、宣肺、止咳、平喘等治疗十分重要。以急性期祛邪利肺之治而为修复慢性受损之气道提供机遇。慢性期之喘，患者往往感到气短喘促，或有痰阻之感，或有乏力表现，或有呼气不畅，或有吸气困难等，皆因影响它脏之故。常有脾气不足而生痰湿，注重健脾化痰以利肺气，常选用药物如党参、白术、茯苓、陈皮、半夏、苍术、薏苡仁等；影响肾脏则可见纳气受限，喘憋明显，因之肾不纳气，注重补肾以利肺气，常选用药物如熟地、山萸肉、山药、核桃仁、蛤蚧、五味子、花椒等。

治疗喘病时，养气活血药物应适当配伍其中，常选用药物如当归、丹参、桃仁等。这主要是从两方面考虑，一是中医认为气血相贯，通过养血活血以载气，畅通呼吸之机；二是从西医观点看，通过养血活血改善肺之微循环，以利血液携氧能力，提高血氧饱和度，缓解呼吸困难。

临证验案

例一：患者，男，58岁。

初诊：2019-10-18。诉：反复发作咳嗽，咳痰数年余，近咳嗽、气喘1个月余。自述近1个月来咳嗽、气喘、胸闷、多痰，活动后加重，伴自汗出。听诊：双肺可闻及干啰音。舌质淡，苔白，脉弦。

辨证：肺气郁闭，失于宣降。

治法：宣肺利气。

处方：瓜蒌15g，黄芩12g，半夏10g，陈皮12g，茯苓12g，苏子15g，芥子12g，莱菔子12g，桔梗12g，防风12g，白术15g，黄芪18g，桑叶12g，甘草6g。

7剂，水煎，每日1剂，分早晚服。

二诊：服上方7剂后，气喘明显减轻，但仍咳嗽胸闷，痰多质稀，活动汗出，双肺可闻及干啰音。舌质淡，苔薄白，脉弦。

处方：瓜蒌15g，黄芩12g，半夏10g，陈皮12g，茯苓12g，厚朴15g，杏仁10g，党参15g，防风12g，黄芪30g，苏子12g，桑白皮15g，鱼腥草12g，甘草6g。

7剂，水煎，每日1剂，分早晚服。

三诊：经上述治疗，胸闷气喘基本去除，但仍咳嗽，痰量减少，咽痒，遇凉风咳嗽明显加重。听诊：双肺呼吸音清。舌质淡，苔薄白，脉弦。

处方：陈皮12g，半夏10g，茯苓12g，瓜蒌15g，徐长卿15g，桑叶15g，桑白皮15g，桔梗12g，干姜10g，五味子10g，枇杷叶12g，甘草6g。

7剂，水煎，每日1剂，分早晚服。

四诊：咳嗽、气喘等症状基本去除，但素易疲劳，活动气喘，常多汗出，易感冒，以求调之巩固疗效。舌质淡，苔薄白，脉弦缓。

处方：防风12g，白术15g，黄芪30g，党参15g，陈皮12g，半夏10g，茯苓12g，桑叶12g，苏子12g，杏仁10g，地龙10g，五味子10g，紫菀12g，枇杷叶12g，甘草6g。

14 剂，水煎，每日 1 剂，分早晚服。

例二：患者，男，66 岁。

初诊：2018-12-01。诉：咳嗽喘急，痰多色黄，伴胸闷憋气，心烦急躁。听诊：双肺闻及干啰音。胸部 CT 双肺纹理增粗紊乱，提示支气管慢性炎症改变并肺气肿。舌质淡暗，苔白腻，脉弦滑。

辨证：痰热壅肺。

治法：清热化痰，止咳平喘。

处方：炙麻黄 10g，石膏 30g，杏仁 10g，陈皮 15g，莱菔子 12g，半夏 10g，茯苓 12g，黄芩 12g，桑白皮 15g，苏子 15g，芥子 12g，栀子 12g，淡豆豉 12g，桔梗 12g，紫菀 12g，甘草 6g。

5 剂，水煎，每日 1 剂，分早晚服。

二诊：服上方 5 剂后，咳嗽、喘急明显缓解，但仍咳嗽有痰，胸闷憋气。舌淡暗，苔白腻，脉弦滑。

处方：陈皮 15g，半夏 10g，茯苓 12g，苏子 15g，芥子 12g，莱菔子 12g，厚朴 15g，杏仁 10g，桑白皮 12g，桃仁 12g，丹参 15g，紫菀 12g，浙贝母 15g，甘草 6g。

7 剂，水煎，每日 1 剂，分早晚服。

三诊：经上治仍咳嗽，痰少，夜间咳嗽明显。舌淡暗，苔白，脉稍弦。

处方：陈皮 15g，半夏 10g，茯苓 12g，苏子 15g，桑叶 12g，杏仁 10g，前胡 15g，百部 15g，白前 15g，丹参 15g，厚朴 15g，乌梅 12g，甘草 6g。

7 剂，水煎，每日 1 剂，分早晚服。

例三：患者，男，62 岁。

初诊：2019-08-13。诉：咳喘反复发作 3 年余，本次咳喘发作 10 余天，服用抗生素及镇咳剂无效，咳嗽痰多，色白伴气喘乏力，胸闷脘痞，大便秘结，2~3 天一行。听诊：双肺可闻及干啰音。胸部 CT 双肺纹理增多紊乱，提示慢性炎症改变。舌质淡红，苔白，脉沉细。

辨证：肺气郁闭，气机不利。

治法：宣肺利气，止咳平喘。

处方：炙麻黄 9g，杏仁 10g，甘草 6g，苏子 15g，桑白皮 15g，厚朴 15g，半夏 10g，黄芩 12g，火麻仁 30g，生姜 6g，党参 12g，浙贝母 15g，瓜蒌仁 30g，陈皮 15g。

7 剂，水煎，每日 1 剂，分早晚服。

二诊：服上方 7 剂后，胸闷脘痞缓解，大便通，但仍咳喘，痰多，乏力。舌质淡红，苔白，脉沉弱。

处方：炙麻黄 10g，杏仁 10g，甘草 6g，苏子 15g，桑白皮 15g，陈皮 15g，半夏 10g，黄芩 12g，浙贝母 15g，瓜蒌仁 30g，炙黄芪 15g，百部 15g。

7 剂，水煎，每日 1 剂，分早晚服。

三诊：喘症明显缓解。痰少，但仍咳嗽，短气，乏力。舌淡红，苔白，脉沉细。

处方：党参 15g，白术 30g，茯苓 12g，陈皮 15g，炙黄芪 15g，当归 15g，半夏 10g，瓜蒌仁 30g，桑白皮 12g，桑叶 12g，杏仁 10g，枇杷叶 12g，五味子 10g，百部 15g，白果 12g，甘草 6g。

7 剂，水煎，每日 1 剂，分早晚服。

四诊：诸症基本愈，素短气乏力，常便秘，夜尿较频。舌质淡，苔薄白，脉沉细。

处方：党参 15g，白术 30g，茯苓 12g，炙黄芪 15g，当归 15g，桑叶 12g，杏仁 10g，熟地 15g，山萸肉 15g，山药 15g，五味子 10g，桑螵蛸 30g，火麻仁 30g，炙甘草 6g。

14 剂，水煎，每日 1 剂，分早晚服。

第二节　心血管系统疾病

一、高血压病

辨证概述

原发性高血压病（简称"高血压病"）是一种原因不明的以体循环动脉压升高为主要表现的全身性疾病。临床以头痛、头晕、心悸、失眠、乏力为主症。晚期患者常有心、脑、肾等脏器出现不同程度的损害，可表现出不同的临床症状。其患病概率随年龄的增长而增加。1999 年 WHO-ISH 对血压水平的定义与分类见表 1-1。

表 1-1 血压水平的定义及分类

分类	收缩压 (mmHg)	舒张压 (mmHg)
理想血压	< 120	< 80
正常血压	< 130	< 85
正常高限血压	130~139	85~89
1 级高血压（轻度）	140~159	90~99
亚组：临界高血压	140~149	90~94

（待续）

表 1-1 血压水平的定义及分类（续）

分类	收缩压 (mmHg)	舒张压 (mmHg)
2 级高血压（中度）	160~179	100~109
3 级高血压（重度）	≥ 180	≥ 110
单纯收缩期高血压	≥ 140	< 90
亚组：临界收缩期高血压	140~149	< 90

高血压在临床上可分为缓进型高血压及急进型高血压。缓进型高血压多于中年以后发病，起病缓慢，多数无明显症状，少数有头痛、眩晕、失眠乏力、健忘等高级神经功能失调的表现，病程后期血压持续在高水平，可出现心、脑、肾、眼底器质性损害和功能障碍，并出现相应的临床表现。急进型高血压多见于青年和中年人，病情严重，进展较快，舒张压持续大于130mmHg，眼底出血及渗出，常引起心力衰竭、肾功能不全、高血压危象或高血压脑病。早期高血压病，实验室及心电图检查可无异常，后期实验室检查尿液可有蛋白、红细胞，还有可能伴血脂、血糖异常，心电图可见左心室高电压、心肌劳损或传导异常。本病 40 岁以后患病率升高，并随年龄递增，女性在绝经期前低于男性，绝经期后则高于男性；城市居民发病率高于农村居民；脑力劳动者较体力劳动者发病率高；嗜盐量多、大量吸烟、有高血压家族史者患病率高。平时应调节饮食结构，低盐低脂，多吃蔬菜、豆制品，戒烟酒，控制体重，保持情绪稳定，劳逸结合，选择不同类型的降压药。本病属于中医"眩晕""头痛"等范畴。临床可辨证分为肝阳亢盛、瘀血阻络、痰浊上扰、肾阴阳两虚四个证型。

（1）肝阳亢盛型：头痛发胀，眩晕头昏，项强耳鸣，面红目赤，急躁易怒，失眠多梦，口苦口干，大便秘结。舌红，苔黄，脉弦滑数。治宜清肝泻火，平肝潜阳。常用方剂：天麻钩藤饮或镇肝熄风汤加减。

（2）瘀血阻络型：头痛头晕，惊悸，怔忡心烦，胸闷或胸痛，精神不振，失眠健忘，言语謇涩，肢体麻木，舌质紫暗，苔白，脉弦涩或细涩。治宜活血化瘀，通脉和络。常用方剂：血府逐瘀汤加减。

（3）痰浊上扰型：头痛头晕，晕甚欲仆，头重如蒙，胸闷泛恶，咳痰吐沫，食少多寐，肢体沉重困倦，舌质淡胖，苔白腻，脉濡或滑。治宜化痰降浊，佐以熄风。常用方剂：半夏白术天麻汤加减。

（4）肾阴阳两虚型：头痛头晕，精神萎靡不振，记忆力减退，耳鸣耳聋，腰膝酸软，或四肢不温，或五心烦热，脉沉细。治宜调补肾阴肾阳。常用方剂：二仙汤加减。

临证思维

高血压病常以眩晕、头痛、失眠等症状来就诊，如果不进行血压的检测，就不能诊断为高血压，所以对现代中医来讲，除了对证候进行辨证外，还要关注现代医学的诊断。临证四诊中，测量血压则可纳入闻诊。对高血压病的辨证，总的思维还是要注重症候变化，从证候入手，既为辨证提供重要依据，同时也是改善患者生活质量的重要方面，尤其是西医降压药的应用，血压有可能控制在正常水平，但患者所出现的症状却有时得不到明显的改善，这时应用中医中药的辨证治疗，往往有明显效果。对以眩晕为主要表现者，主要从肝肾入手。以肝阳上亢和肾阴不足为病理机制，可因肝阳上亢而损伤肾阴，亦可因肾阴亏损不能制阳，而肝阳上亢，尽管因果不同，但在治疗上总的原则是平肝补肾、滋阴潜阳、孰轻孰重当以详辨，常选天麻、钩藤、夏枯草、珍珠母、龙骨、牡蛎、菊花、石决明等平肝熄风镇潜的药物和生地黄、熟地黄、枸杞子、女贞子、寄生、玄参、杜仲等滋肾养阴之品。

另外，眩晕症状对高血压患者来说，并非都因肝阳上亢所致，还有两种情形不可忽视，就是病理代谢产物的存在，一曰痰浊，一曰瘀血。这两个产物形成的病因病机较为突出，若痰浊涌动，上蒙清窍，"无痰不作眩"。尤其是伴有高脂血症的患者表现更为突出，这部分患者常形体肥胖臃肿，自感头晕、迷糊、记忆减退、肢体沉重等，在治疗上则以化痰浊、清头目为重点，常选用药物如陈皮、半夏、茯苓、白术、天麻、胆南星、菊花、决明子、天竺黄、土茯苓、陈皮、僵蚕等；若瘀血阻滞，清窍失养，这部分患者常有椎基底动脉供血不足的病理特征，动脉硬化，血管弹性降低，临证表现为头晕健忘、嗜睡、懒动、手足麻木等，治疗当以活血化瘀为主，常选用药物如川芎、赤芍、桃仁、红花、丹参、土鳖虫、地龙、水蛭、牛膝等。

有些高血压患者，西药降压效果不理想，症状常表现为头痛、头晕，尤其以头痛为主，而有些降压药也存在着加重头痛的情形，中医在辨证中主要以络病和肝风入手，其络病以"脉络绌急"为主要病因病机，若脉络绌急不能及时舒缓，则易致脉络瘀滞而引发肝风；肝阳上冲，风动脉络，则又可加重脉络绌急而引发头痛，在辨治时则宜以舒缓绌急，疏通脉络，平肝熄风，则头痛可愈，常选用白芍、赤芍、僵蚕、地龙、水蛭、土鳖虫、天麻、钩藤、川芎、蔓荆子等药物。

在治疗高血压时，在辨证论治的基础上，可以适当配伍现代药理研究具有降压作用的药物，既对症又对病，往往收到良好效果，如银杏叶、罗布麻叶、黄芪、夏枯草、桑寄生、杜仲、玄参、决明子、泽泻、石决明、菊花、山楂、天麻、钩藤、桑叶、黄芩等。

临证验案

例一：患者，男，58岁。

初诊：2018-05-12。诉：素有高血压病史，常年服用降压药，血压为150~170/90~110mmHg（1mmHg=0.133kPa），但近2年头晕、头痛症状逐渐加重，尤以郁怒劳累时更加明显，伴烦躁、失眠、口苦、大便干结。半个月来感眩晕，行走时头重脚轻，飘浮感，头胀，头痛，烦躁失眠，口苦口干，心悸，胸闷，大便干结，2~3天一行。检查：血压为170/110mmHg（降压药常规服用）。舌质红，苔黄厚，脉弦。

辨证：阴虚阳亢，肝阳化风。

治法：滋阴潜阳，平肝熄风。

处方：天麻15g，钩藤15g，菊花12g，夏枯草15g，黄芩12g，丹皮12g，栀子12g，石决明30g，生地黄15g，玄参30g，龟板30g，合欢皮30g，珍珠母30g，龙齿30g，甘草6g。

7剂，水煎，每日1剂，分早晚服。

二诊：服上方7剂后，眩晕缓解，但仍头痛头胀、烦躁失眠、心悸胸闷、口苦咽干、大便干结。舌质红，苔黄，脉弦。血压为150/100mmHg（降压药如常服）。

处方：天麻15g，钩藤15g，菊花12g，夏枯草15g，黄芩12g，丹皮12g，栀子12g，石决明30g，决明子30g，玄参30g，合欢皮30g，郁金15g，珍珠母30g，远志12g，甘草6g。

7剂，水煎，每日1剂，分早晚服。

三诊：经上治，诸症缓解，但仍头痛头胀、心悸胸闷、口苦咽干、大便稍软，但仍2~3天一行。舌红，苔黄，脉弦。

处方：天麻15g，钩藤15g，夏枯草15g，川芎15g，柴胡15g，黄芩12g，半夏10g，茯神15g，生龙骨30g，生牡蛎30g，大黄9g，玄参30g，生地15g，决明子30g，合欢皮30g，甘草6g。

7剂，水煎，每日1剂，分早晚服。

四诊：诸症明显减轻，口苦咽干好转，大便顺畅，基本一天一行，头痛头胀缓解较大。舌质淡红，苔薄黄，脉弦。血压为150/100mmHg。

处方：天麻15g，钩藤15g，夏枯草15g，川芎15g，柴胡15g，黄芩12g，半夏10g，茯神15g，生龙骨30g，生牡蛎30g，大黄9g，玄参15g，生地15g，草决明30g，合欢皮30g，甘草6g。

7剂，水煎，每日1剂，分早晚服。

五诊：前症基本消除，要求巩固疗效，四诊方继服 14 剂，煎服法同前。

例二：患者，男，51 岁。

初诊：2019-12-03。诉：高血压病史 3 年，发现时血压为 170/110mmHg，已常规服用降压药 2 年余，血压降至 150/90mmHg，且基本平稳，但近半年来头晕、头胀、胸闷、心悸、睡眠欠佳，肩背僵硬感，下肢水肿，经中西医治疗，未效。检查：血压为 150/90mmHg。心电图示：T 波改变。下肢静脉超声检查：下肢深静脉血栓。舌质暗，边有瘀斑，苔白，脉弦。

辨证：肝阳上亢，脉络瘀阻。

治法：平肝潜阳，活血化瘀。

处方：天麻 15g，钩藤 15g，夏枯草 15g，当归 15g，赤芍 15g，川芎 15g，桃仁 12g，红花 15g，地龙 12g，水蛭 12g，牛膝 15g，泽兰 15g，香附 15g，厚朴 15g，丹参 15g，葛根 30g，首乌藤 30g，郁金 15g，甘草 6g。

7 剂，水煎，每日 1 剂，分早晚服。

二诊：服上方 7 剂后，头晕、头胀、胸闷、心悸明显缓解，仍睡眠欠佳，肩背僵硬，下肢水肿。舌暗，边有瘀斑，苔白，脉弦。血压为 150/100mmHg（降压药常规服）。

处方：天麻 15g，钩藤 15g，夏枯草 15g，当归 15g，赤芍 15g，川芎 15g，桃仁 12g，红花 15g，地龙 12g，水蛭 12g，牛膝 15g，泽兰 15g，厚朴 15g，丹参 15g，葛根 30g，桂枝 12g，首乌藤 30g，合欢皮 30g，甘草 6g。

7 剂，水煎，每日 1 剂，分早晚服。

三诊：经上治，诸症缓解，但仍时感胸闷、心悸，下肢水肿明显减轻。舌暗，边有瘀斑，苔白，脉弦。

处方：天麻 15g，钩藤 15g，珍珠母 30g，赤芍 15g，丹参 30g，厚朴 15g，檀香 10g，红花 15g，地龙 12g，水蛭 12g，地鳖 12g，泽泻 15g，石决明 30g，甘草 6g。

7 剂，水煎，每日 1 剂，分早晚服。

四诊：诸症明显减轻，但近期因情绪激动，血压波动（150~170/100~110mmHg，降压药常规服用），头晕头胀加重，伴心烦焦躁。舌质暗红，苔薄黄，脉弦。

处方：天麻 15g，钩藤 15g，夏枯草 15g，黄芩 12g，珍珠母 30g，丹皮 15g，栀子 15g，赤芍 15g，丹参 30g，菊花 15g，地龙 12g，水蛭 12g，银杏叶 12g，罗布麻叶 15g，甘草 6g。

7 剂，水煎，每日 1 剂，分早晚服。

五诊：服上方 7 剂后，感精神清爽，心情舒畅，诸症基本消失。舌质暗红，苔薄白，脉弦。

处方：四诊方14剂以巩固疗效，并嘱保持乐观态度，注意监测血压。

例三：患者，女，45岁。

初诊：2018-09-13。诉：素有头晕病史，体格检查发现血压为150/110mmHg，服用降压药，但效果不理想，伴头晕，视物昏花，耳鸣，失眠健忘，腰膝酸软，月经量少。检查：血压为150/110mmHg（降压药物常规服用）。舌质淡红，苔薄，脉弦细。

辨证：肝肾阴虚，肝阳上亢。

治法：滋养肝肾，平潜肝阳。

处方：枸杞15g，菊花12g，生地15g，熟地15g，山萸肉15g，泽泻15g，寄生15g，杜仲15g，天麻15g，钩藤15g，罗布麻叶15g，夏枯草15g，麦冬15g，五味子10g，磁石30g，甘草6g。

7剂，水煎，每日1剂，分早晚服。

二诊：服上方7剂后，头晕及视物昏花有所缓解，但其他症状仍没有明显缓解。舌质淡红，苔薄，脉弦细。血压为150/110mmHg。

处方：枸杞15g，菊花15g，熟地15g，山萸肉15g，泽泻15g，寄生15g，杜仲15g，钩藤15g，石决明30g，罗布麻叶15g，夏枯草15g，磁石30g，炒酸枣仁30g，远志12g，甘草6g。

7剂，水煎，每日1剂，分早晚服。

三诊：腰膝酸软症状明显缓解，耳鸣仍未改善，睡眠仍欠佳。舌质淡，苔薄，脉弦细。血压为150/100mmHg（舒张压有了明显下降）。

处方：枸杞15g，菊花15g，熟地15g，山萸肉15g，山药30g，寄生15g，杜仲15g，钩藤15g，石决明30g，罗布麻叶15g，夏枯草15g，磁石30g，龙胆12g，炒枣仁30g，郁金15g，远志12g，甘草6g。

7剂，水煎，每日1剂，分早晚服。

四诊：自测血压有了明显改善，为140/90mmHg（常规服用降压药），除耳鸣无明显缓解，其他症状明显减轻。舌质淡红，苔薄，脉弦细。

处方：三诊方如前继服7剂，煎服法同前。

五诊：血压一直稳定，为140/90mmHg，除耳鸣症状仍存在，其他症状基本去除，以求巩固疗效。

处方：枸杞15g，菊花15g，熟地15g，山萸肉15g，山药30g，寄生15g，杜仲15g，钩藤15g，石决明30g，罗布麻叶15g，夏枯草15g，路路通30g，土鳖虫12g，炒酸枣仁30g，丹参15g，远志12g，甘草6g。

7剂，水煎，每日1剂，分早晚服。

六诊：服药平稳，耳鸣亦有所缓解，睡眠良好，以五诊方继服 14 剂。

例四：患者，女，50 岁。

初诊：2019-08-16。诉：头晕目眩，颈项强硬 3 年余，体格检查发现高血压病，血压 160/100mmHg，后常规服用降压药物，但降压效果不理想，血压波动在 150~160/90~100mmHg，每因情绪激动而血压升高，头晕目眩加重，伴有颈项强硬，口苦，恶心，甚时视物旋转，呕吐，胸闷心悸，心烦易怒。检查：血压为 160/100mmHg。舌质红，苔白厚腻，脉弦滑。

辨证：肝阳上亢，痰浊中阻。

治法：平肝潜阳，化痰平眩。

处方：天麻 15g，钩藤 15g，葛根 30g，夏枯草 15g，陈皮 15g，半夏 10g，茯苓 15g，泽泻 15g，桂枝 12g，白术 15g，丹皮 12g，栀子 12g，柴胡 15g，黄芩 12g，甘草 6g。

7 剂，水煎，每日 1 剂，分早晚服。

二诊：服上方 7 剂后，眩晕缓解，自感心情舒畅，头目清爽。检查：血压为 160/100mmHg。舌质红，苔白厚腻，脉弦滑。

处方：天麻 15g，钩藤 15g，葛根 30g，夏枯草 15g，陈皮 15g，半夏 10g，茯苓 15g，泽泻 15g，桂枝 12g，白术 15g，丹皮 12g，栀子 12g，石决明 30g，郁金 15g，石菖蒲 12g，远志 12g，甘草 6g。

7 剂，水煎，每日 1 剂，分早晚服。

三诊：经上治，诸症未发，检查血压为 140/100mmHg。舌质淡，苔白稍腻，脉弦。

处方：天麻 15g，钩藤 15g，夏枯草 15g，陈皮 15g，半夏 10g，茯苓 15g，泽泻 15g，白术 15g，桂枝 12g，石决明 30g，郁金 15g，石菖蒲 12g，益母草 30g，土茯苓 15g，甘草 6g。

7 剂水煎，每日 1 剂，分早晚服。

四诊：经过以上治疗，血压平稳，头晕目眩、恶心、胸闷心悸、心烦易怒等症状基本消除。检查：血压为 140/95mmHg（降压药常规服）。舌质淡，苔白，脉弦。

处方：天麻 15g，钩藤 15g，夏枯草 15g，陈皮 15g，半夏 10g，茯苓 15g，泽泻 15g，白术 15g，桂枝 12g，石决明 30g，郁金 15g，石菖蒲 12g，益母草 30g，土茯苓 15g，甘草 6g。

14 剂水煎，每日 1 剂，分早晚服。

3 个月后告知，血压平稳，诸症悉除。

二、冠状动脉粥样硬化性心脏病（心绞痛）

辨证概述

冠状动脉粥样硬化性心脏病（简称"冠心病"），又名缺血性心脏病。绝大多数是由于冠状动脉粥样硬化使动脉管腔狭窄、闭塞，或在此基础上合并痉挛，或血栓形成，引起冠状动脉血流和心肌氧需之间不平衡而导致心肌缺血或梗死的一种心脏病。临床上分原发性心脏骤停、心绞痛、心肌梗死、心力衰竭、心律失常、无症状性冠心病 6 个类型。本部分主要讲述心绞痛。心绞痛的临床表现主要为突然阵发性的前胸压榨感或疼痛，发作时间一般为 l~5 分钟，偶可持续至 15 分钟。发病时面色苍白，表情焦虑或烦躁，心慌，气短，疼痛剧烈时可伴冷汗。心电图检查：心绞痛发作时可见 R 波为主导联中水平型或下垂型缺血性 ST 段压低，T 波可由直立变为平坦、双向或倒置；变异型心绞痛发作时 ST 段抬高伴对应 ST 段压低，T 波增高。本病男性多于女性，男性 40 岁以后和女性绝经以后发病率升高，高血压、高血脂、糖尿病、肥胖、吸烟、脑力劳动者和有冠心病家族史者患病率较高。本病属于中医"胸痹""心痛""心悸"范畴，临床辨证可分为心脉瘀阻、痰浊闭阻、气虚血瘀、阳气虚寒 4 个证型。

（1）心脉瘀阻型：心痛剧烈，阵发性发作，痛引肩背，甚则心痛彻背，心慌，胸闷，面色灰暗，怔忡失眠，舌质紫暗，苔白，脉弦涩或结代。治宜活血化瘀、通脉止痛。常用方剂：瓜蒌薤白白酒汤合血府逐瘀汤加减。

（2）痰浊闭阻型：胸闷如窒，心前区痛，痛引肩背，形体肥胖，痰多欲眠，口中黏腻，恶心纳呆，倦怠身重，舌淡、苔腻，脉滑弦紧。治宜豁痰通阳，宣痹止痛。常用方剂：瓜蒌薤白桂枝汤合温胆汤加减。

（3）气虚血瘀型：心悸怔忡，胸闷，心前区痛，牵引肩背，发作有时，过劳则重，动则喘息，气短乏力，面色苍白，神疲自汗，舌淡紫暗，苔薄白，脉细或结代。治宜益气活血，化瘀通络。常用方剂：补阳还五汤合失笑散或丹参饮加减。

（4）阳气虚寒型：胸闷或胸痛时发，气短或喘，畏寒肢冷，面色唇甲淡白或青紫，舌质淡或紫暗，脉沉细或结代。治宜温经益气，回阳救逆。常用方剂：参附汤合生脉饮加减。

临证思维

冠心病是心血管疾病中的常见病，以老年人多发，但近些年其发病在中青年中亦多见，随着现代医学研究与中医对该病的认识越来越深入，临床中有很多创新思维，根据冠状动脉粥样硬化的形成机制，以及心肌缺血缺氧，临床表现以胸闷、心前区疼痛为特征，中医常责之于血瘀与痰浊为因，这主要是受到冠脉供血障碍和心肌缺血，以及高脂血症、糖尿病、肥胖者易诱发冠心病的现代研究影响，而形成惯性思维，尽管大多数患者通过活血化瘀和祛痰化浊治疗取得了较好的临床疗效，但中医辨证论治思维则不囿于这一框架中。

对于心绞痛的辨治，一是基于"不通则痛"的理念，因为血脉不通，心脏缺血，则心痛由生，造成不通的原因可因瘀血阻心络，亦可因痰浊壅滞脉络。其治以活血化瘀和祛痰化浊为其大法，活血化瘀药物常选用丹参、桃仁、红花、赤芍、五灵脂、蒲黄、三七、水蛭、鸡血藤等，祛痰化浊药物常选用瓜蒌、半夏、胆南星、天麻、土茯苓、苍术、远志等。

在活血化瘀治法中，并非一派活血化瘀药物组方就可取效，而是要从活血之所以化瘀中活化其法，活血是化瘀的基本要素，但血之所以活，当细细思量。一是活血要伍以行气。"气行则血行"，以行气带动血液运行，这适用于临床表现胸闷憋气、善叹息时而心绞痛，因之气滞胸中，气不行而血滞，治宜行气活血以化瘀，行气常用药物如厚朴、枳壳、枳实、檀香、郁金、香附、陈皮、佛手等。二是活血要配以益气。"气虚则帅血无力"，当益气助力血液运行，适用于临床表现，倦怠乏力，劳则气短，时而心痛，因之气虚于心，难以载血，必血弱运行无力，治宜益气活血以化瘀，益气常选药物如黄芪、人参、党参、太子参、黄精、西洋参等。三是活血要辅以温阳。"血寒则凝，温则通"，以温阳化寒滞、通血脉，适用于临床表现畏寒肢冷、口唇发绀，时而心痛，因之寒结于胸间，寒易损阳，胸阳不振，寒则凝，凝则不通，致使血脉不通，治宜温经散寒以化瘀，温经常选药物如桂枝、附子、薤白、干姜、细辛、麻黄、荜茇等。

对于心绞痛的辨治，二是基于"不荣则痛"，这主要是从养心的角度出发，因为心失荣养，则心动乏力，他证由生，心失荣养可因血虚，亦可因神疲；心主血脉，血虚则心无所主而出现心慌怔忡、气短乏力，劳则心痛，治重养血、补血以滋心脉，常选用药物如当归、熟地、白芍、龙眼肉、大枣、枸杞子等；心主神心，神疲则心无所依，而出现心悸、失眠、倦怠、多梦，少眠则心痛，治重安神定志以宁心神，常选用药物如炒枣仁、柏子仁、五味子、益智仁、首乌藤、远志、茯神等。

临证验案

例一：患者，男，45岁。

初诊：2018-09-07。诉：胸闷、心前区不适1个月余，加重10天。述3年前因胸闷、心前区不适就医。查心电图示：ST-T改变，被诊为冠状动脉粥样硬化性心脏病，坚持服用扩冠、降脂、抗凝药物。近1个月，心前区不适加重，尤其是活动后胸闷憋气，心前区不适明显，伴短气、乏力、心悸失眠。听诊：心率为86次/分，律齐。舌质淡暗，苔白，脉细涩。

辨证：气虚血瘀，胸阳不振。

治法：益气活血，理气通阳。

处方：黄芪30g，黄精15g，丹参30g，赤芍15g，桃仁12g，红花15g，厚朴12g，檀香10g，瓜蒌15g，薤白15g，桂枝12g，柏子仁15g，炒酸枣仁30g，炙甘草6g。

10剂水煎，每日1剂，分早晚服。

二诊：服上方10剂后，诸症悉减，尤其是胸闷憋气缓解明显，但仍劳动后感心前区不适，时有胸闷感，持续2~3分钟，含化速效救心丸可缓解。舌质淡暗，苔白，脉细涩。

处方：黄芪30g，黄精15g，丹参30g，赤芍15g，桃仁12g，红花15g，厚朴12g，炒酸枣仁30g，瓜蒌15g，薤白15g，桂枝12g，五灵脂10g，蒲黄10g，三七粉6g(冲)，檀香10g，炙甘草6g。

10剂水煎，每日1剂，分早晚服。

三诊：自感症情进一步好转，身有力，活动量增大，未发心前区不适及胸闷感，睡眠好转。舌质淡红，苔薄白，脉弦细。

处方：黄芪30g，黄精15g，丹参30g，赤芍15g，桃仁12g，红花15g，厚朴15g，枳壳15g，瓜蒌15g，薤白15g，桂枝12g，炒酸枣仁30g，五灵脂10g，蒲黄10g，三七粉6g(冲)，茯神15g，炙甘草6g。

10剂水煎，每日1剂，分早晚服。

例二：患者，男，62岁。

初诊：2019-02-20。诉：因冠状动脉狭窄于3年前行放置心血管支架治疗，其后常感胸闷憋气，心前区不适，心烦易怒，嗳气叹息，大便秘结，诊时上症俱有，伴恶心，食欲差，情绪压抑。检查：血压为150/90mmHg。听诊：心率为76次/分，律整。心脏超声：左心室舒张功能下降。舌质暗，苔白，脉弦。

辨证：心血瘀阻，肝郁化火。

治法：养心活血，疏肝除烦。

处方：当归15g，白芍15g，川芎15g，柴胡10g，白术15g，茯苓15g，丹皮12g，栀子12g，郁金15g，火麻仁30g，枳壳15g，厚朴15g，丹参30g，大黄9g，炙甘草6g。

10剂水煎，每日1剂，分早晚服。

二诊：服上方 10 剂后，胸闷憋气、嗳气、叹息明显缓解，但心前区不适，烦躁易怒，便秘等没见明显好转。舌质暗，苔白，脉弦涩。

处方：当归 15g，白芍 15g，川芎 15g，柴胡 10g，白术 15g，茯苓 15g，丹皮 12g，栀子 12g，丹参 30g，火麻仁 30g，枳壳 15g，厚朴 15g，大黄 9g，瓜蒌 15g，薤白 15g，半夏 10g，炙甘草 6g。

10 剂水煎，每日 1 剂，分早晚服。

三诊：经治诸症悉减，心烦易怒及大便秘结明显好转。舌质淡暗，苔白，脉弦细。

处方：二诊方继服 10 剂，煎服法同前。

四诊：诸症皆减，大便质稀，1~2 天一行。舌质淡，舌苔白，脉弦细。

处方：当归 15g，白芍 15g，川芎 15g，柴胡 10g，白术 15g，茯苓 15g，丹参 30g，火麻仁 30g，枳壳 15g，厚朴 15g，瓜蒌 15g，薤白 15g，半夏 10g，黄精 15g，刺五加 15g，炙甘草 6g。

10 剂水煎，每日 1 剂，分早晚服。

三、病毒性心肌炎

辨证概述

病毒性心肌炎是因各种病毒如柯萨奇病毒、埃可病毒、脊髓灰质炎病毒，以及流感、副流感病毒、呼吸道合胞病毒、黏病毒、腺病毒等感染所引起的心肌局限性或弥漫性、急性或慢性炎性病变。本病多见于儿童及青少年，男性多于女性，发病以夏秋季为多。临床上轻者可无症状或仅有胸闷、乏力等表现，多数患者有胸痛或心悸，重者发生心肌细胞水肿、坏死，可致心律失常、心脏扩大、心力衰竭、休克，甚则猝死或转为慢性。发病前 1~2 周有急性病毒感染史。临床血液常规化验显示白细胞计数可升高，血清谷草转氨酶、乳酸脱氢酶、肌酸磷酸激酶及其同工酶可于发病 4 天后升高。中医称本病为"心悸""怔忡"等，临床辨证可分气虚阴亏、心阳不振 2 个证型。

（1）气虚阴亏型：心悸怔忡，胸闷气短，头昏目眩，神疲乏力，活动汗出，五心烦热，失眠多梦，口干咽燥，舌淡红嫩，苔少，脉数细涩。治宜益气滋阴，养心安神。常用方剂：生脉散加味。

（2）心阳不振型：心悸不安，胸闷气短，面色苍白，形寒肢冷，舌质淡白，脉象细弱或结代。治宜温补心阳。常用方剂：参附汤合炙甘草汤加减。

临证思维

病毒性心肌炎的诊断主要依靠现代理化检查及病史，尽管患者可有胸闷、胸痛、心悸等表现，但由于该病多发生于儿童及青少年，所以在辨证论治中，往往以辨病为重点，也就是说重视西医病毒感染和心肌损害两大因果关系。对于病毒感染，中医则认为其属外邪入侵，在急性期邪毒外袭于心，则可表现胸闷，祛邪解毒为一项重要治疗原则，可依据"温邪上受，首先犯肺，逆传心包"的理论，驱邪解毒护心，常选用药物如金银花、连翘、板蓝根、鱼腥草、穿心莲等。在治疗慢性期，宗"邪之所凑，其气必虚"的理论，扶正祛邪，在扶正方面，一是补益心气，二是益养心阴，使之气阴充则心肌益养，常选用药物如人参、党参、太子参、黄芪、麦冬、五味子、黄精、生地、山萸肉等。

当然，不管急性期抑或慢性期，祛邪与扶正并举，是贯彻始终，只是邪毒盛则以祛邪解毒为主法，兼以扶正养心；正气虚时，则以益气养阴为重点，兼以清邪解毒护心，孰轻孰重则以中医辨证为出发点。

心肌损害是该病的结果，邪毒内舍于心，留而不去，必伤及于心，心肌受害，则可因心肌舒缩无力而胸闷憋气，舒缩失节则心悸，毒伤心络，脉络失畅则胸痛，针对心肌受损的病因病机，在辨治中当确定养心气以助心肌舒缩之动力，益心阴以安心肌舒缩之失节，通阳化气、活血养气以畅心肌之脉络的治疗原则。

临证验案

例一：患者，男，12岁。

初诊：2017-04-12。诉：心慌1个月余，1个月前有感冒病史，发热、头痛、身痛，经治1周感冒症除，但此后感心慌胸闷，稍事活动即感症情加重，自测心律失常，至某院就诊，查心肌酶谱异常，被诊为病毒性心肌炎，给予西药治疗1个月余，未效。诊时心慌胸闷，乏力汗出，睡眠易惊。听诊：心率为80次/分，律不整，偶闻期前收缩。心电图：偶发室性期前收缩。舌质淡红，苔薄黄，脉结代无力。

辨证：气阴不足，兼感外邪。

治法：养心益气，兼以祛邪。

处方：太子参15g，麦冬12g，五味子10g，炒酸枣仁15g，柏子仁15g，生龙骨20g，生牡蛎20g，板蓝根15g，苦参12g，丹参15g，枳壳12g，甘草6g。

7剂中药配方颗粒，每日1剂，早晚冲服。

二诊：服上方7剂后，感心慌明显好转，睡眠不惊，但仍感活动时胸闷，乏力，汗出。舌质淡，苔薄白，脉结代无力。

处方：太子参15g，麦冬12g，五味子10g，炒酸枣仁15g，柏子仁15g，板蓝根15g，苦参12g，丹参15g，枳壳12g，黄精15g，黄芪15g，当归

12g，瓜蒌 12g，炙甘草 6g。

7 剂中药配方颗粒，每日 1 剂，早晚冲服。

三诊：经治诸症明显减轻，听诊仍偶闻期前收缩，舌质淡红，苔薄白，脉结代无力。

处方：二诊方继服 7 剂，冲服法同前。

四诊：自感诸症基本不显，但时有心动下沉感，安静时感觉明显，活动后反而没有不适感。舌质淡红，苔薄白，脉时有结代。

处方：太子参 15g，麦冬 12g，五味子 10g，柏子仁 15g，苦参 12g，甘松 10g，丹参 15g，枳壳 12g，黄精 15g，当归 12g，炙甘草 6g。

7 剂中药配方颗粒，每日 1 剂，早晚冲服

五诊：诸症悉除。听诊：心率为 80 次 / 分，律规整。舌质淡红，苔薄白，脉平。

处方：四诊方 10 剂，冲服法同前。

例二：患者，男，32 岁。

初诊：2019-09-15。诉：被某院诊断为"病毒性心肌炎"半年余，心悸胸闷，频发室性期前收缩，曾经抗心律失常药治疗未效。近 1 个月因劳累感心悸、胸闷加重，伴头晕，神疲乏力，胸闷甚时引背部不适，气短，叹气则缓，睡眠欠佳，常烦少眠，平素畏寒，易感冒。听诊：心率为 86 次 / 分，心律不齐，频发期前收缩。心电图：频发室性期前收缩。舌质淡，苔白，脉沉弱结代。

辨证：气阴不足，心阳不振。

治法：益气养阴，通阳复脉。

处方：生地 15g，麦冬 15g，人参 12g，桂枝 12g，当归 15g，丹参 15g，瓜蒌 15g，薤白 15g，苦参 12g，甘松 12g，黄精 15g，炒酸枣仁 30g，龙齿 30g，炙甘草 9g，大枣 10g。

10 剂水煎，每日 1 剂，分早晚服。

二诊：服上方 10 剂后，感胸闷有所缓解，但以往诸症仍在，且无明显改善，并有郁闷不乐之感。舌质淡红，苔黄白相间，脉沉弱结代。

处方：生地 15g，麦冬 15g，人参 12g，桂枝 12g，丹参 15g，瓜蒌 15g，薤白 15g，苦参 12g，甘松 12g，黄精 15g，炒酸枣仁 30g，郁金 15g，菖蒲 12g，厚朴 12g，炙甘草 9g，大枣 10g。

10 剂水煎，每日 1 剂，分早晚服。

三诊：经上治胸闷心悸、睡眠明显改善，头晕、神疲乏力、畏寒亦有好转，自感方药有效。舌质淡，苔白，脉沉结代。

处方：生地 15g，麦冬 15g，人参 12g，桂枝 12g，丹参 15g，瓜蒌 15g，薤白 15g，苦参 15g，甘松 12g，炒酸枣仁 30g，黄芪 30g，枸杞子 15g，郁金 15g，厚朴 15g，炙甘草 9g。

10 剂水煎，每日 1 剂，分早晚服。

四诊：诸症都有明显改善，尤其是胸闷心悸、神疲乏力基本无感觉，偶有心脏停搏感，心情明显好转。舌质淡，苔薄白，脉沉偶有结代。

处方：三诊方继续服用 10 剂，煎服法同前。

五诊：述停药 1 个月余，诸症悉除，未见复发。复查心电图：窦性心律。舌质淡红，苔薄白，脉沉缓。

处方：生地 200g，麦冬 100g，人参 100g，桂枝 100g，丹参 200g，瓜蒌 90g，薤白 90g，苦参 120g，甘松 100g，酸枣仁 200g，黄芪 150g，枸杞子 100g，郁金 90g，厚朴 90g，枳壳 90g，山萸肉 100g，山药 100g，茯神 100g，柏子仁 150g，当归 150g，丹皮 90g，栀子 90g，白术 120g，黄精 120g，五味子 60g，赤芍 120g，连翘 90g，神曲 100g，大枣 100g，炙甘草 60g，阿胶 200g。

制作膏剂，每日 2 次，每次 20mL，分早晚冲服。

四、心律失常

辨证概述

心律失常是指心脏由于心律起源部位、心搏频率与节律、冲动传导等任何一项异常，导致心动过速、过缓或不规则，或使心脏各部分活动顺序紊乱，出现异位心律的一类病症。临床上按心律失常时心率的快慢分为快速型和缓慢型，常见的有过早搏动、阵发性心动过速、心室颤动、心房颤动、窦性心动过速、窦性心动过缓、窦房和房室传导阻滞等。轻者可无症状；严重心律失常可致心排血量减少，器官灌注不足，甚至危及生命，故临床症状可有心悸、胸闷、胸痛、气急、心慌、头晕、昏厥、猝死等。临床心电图检查是诊断心律失常的主要依据。本病虽然多见于各种心脏病，但也常见于电解质紊乱、药物、感染、中毒、颅内出血、手术麻醉等。自主神经功能紊乱、情绪激动、烟酒茶过量，以及少数正常人也可发生心律失常。本病属于中医"心悸""怔忡"范畴，临床辨证可分为痰瘀扰心、心阴不足、心阳虚弱、阴虚火旺 4 个证型。

（1）痰瘀扰心型：心悸胸闷，怔忡惊恐，眩晕恶心，失眠多梦，心前区疼痛时有发作，倦怠乏力，舌紫暗或有瘀斑，苔腻，脉结代或促。治宜豁痰化瘀，宁心安神。常用方剂：温胆汤合失笑散加减。

（2）心阴不足型：心悸怔忡，神疲乏力，劳则气短，烦闷多梦，自汗、盗汗，口干舌燥，舌淡红嫩，苔薄白，脉细弱或结代或细数。治宜益气滋阴，养心安神。常用方剂：补心丹加减。

（3）心阳虚弱型：心悸怔忡，胸闷气短，畏寒肢冷，头昏眩晕，体倦乏力，面色无华，时有黑蒙，舌淡胖紫，苔薄白，脉结代或细迟。治宜温阳益气，通经活络。常用方剂：参附汤合炙甘草汤加减。

（4）阴虚火旺型：心悸易惊，急躁易怒，怔忡不宁，五心烦热，口干舌燥，夜间盗汗，失眠多梦，舌红少津，脉数或结代。治宜滋阴降火，宁心安神。常用方剂：黄连阿胶汤合生脉散加减。

临证思维

"心动悸、脉结代"是对心律失常症状、体征形象的表述，是指心脏疾病出现的节律失调。在辨证治疗中，尽管根据症状表现可分为若干证型，亦有代表方剂，但这种辨证分型是从大概念下进行整理提取的，但在临床中由于心脏疾病的不同，症状表现往往错综复杂，而"脉结代"则是心律失常的脉象特征，但症状表现这是辨证论治的焦点，如胸闷憋气伴有心律失常、心律失常不伴有胸闷、心律失常伴有心悸和不伴有心悸、心律失常伴有心前区疼痛和心律失常无心前区疼痛，在辨证治疗论治中有宏观的共性，但更要注重心律失常的个性。所以无论在选方上，还是具体用药上，都要围绕心律失常的辨治而突出方药特点。

在对心律失常病因病机的认识上，主要从气、血、阴、阳、痰、瘀几方面切入。气为鼓动心脏正常搏动的助力剂，心气虚则心脏鼓动无力而难以正常搏动，心气滞则心脏鼓动受阻而使搏动失常。血为濡养心脏正常搏动的补益剂，心血虚则心失营养而搏动无能，心血虚则心络失养而搏动不利。心阴心阳是维持心脏自身正常搏动的精微物质，心阴不足则心律失常，外症见心神不宁而虚烦不眠，心津外泄则自汗盗汗，心苗被扰则舌红舌燥；心阳虚弱则心律失常，外症见心失外华而面色无华，心阳失于温通则肢寒。痰浊瘀血则是机体发生代谢异常的病理产物，痰、瘀可黏附于血脉，影响心肌的舒缩而发生传导搏动异常。

基于上述对心律失常病因病机的认识，在治疗心律失常时，其辨证思维就要落脚于气、血、阴、阳、痰、瘀的分析上，气虚者，常选药物如人参、太子参、党参、黄芪、黄精等；气滞者，常选用药物如檀香、厚朴、枳壳、郁金、香附等药物；血虚者，常选用药物如当归、白芍、生地、熟地、丹参、鸡血藤、枸杞子等；血瘀者，常选用药物如赤芍、丹参、桃仁、红花、三七、银杏叶、土鳖虫、地龙等药物；痰浊者，常选用药物如半夏、瓜蒌、陈皮、茯苓、胆南星、苍术、天竺黄等药物。心阴虚者，常选用药物如麦冬、天冬、五味子、柏子仁、玄参、生地等；心阳虚者，常选用药物如桂枝、附子、干姜、细辛、肉桂、人参、淫羊藿等。

另外，对心律失常的辨治，要兼顾肺、脾、肝、肾功能失调对心悸的影响因素，兼以补肺、健脾、疏肝、益肾，促进脏与脏之间的功能协调。

在辨治心律失常的药物应用上，还有两点值得重视，一是养心安神镇潜药的选用，这是恢复心律失常的重要的兼治法之一，心安神静则心律复、心悸可愈，常选用药物如柏子仁、炒酸枣仁、生龙骨、生牡蛎、珍珠母、首乌藤等；二是有针对性地选用具有被现代药物研究证实具有抗心律失常的药物，这是辨病用药的特点，常选用药物如苦参、甘松、桂枝、五味子、淫羊藿等。突出辨证，重视辨病是治疗心律失常的重要思维。

临证验案

例一：患者，女，62岁。

初诊：2019-03-12。诉：冠心病史5年余，伴心律失常2年余，加重1个月余。诊时胸闷，心前区疼痛，劳累及饱餐都可诱发，感心有抖动感，神疲乏力，心烦郁闷，易激动哭泣，汗自出。尽管服用治疗冠心病药物，但仍频发。听诊：心率为74次/分，心律不齐，1分钟可闻5~7次过期前收缩动，心音低钝。动态心电图示：ST-T改变，偶发房性期前收缩，频发室性期前收缩，伴二联律。舌质淡黯，舌下脉络瘀紫，苔白厚，脉弦结代。

辨证：气阴不足，肝郁血瘀。

治法：益气养阴，解郁化瘀。

处方：太子参15g，麦冬12g，生地15g，丹参30g，檀香12g，枳壳12g，黄芪18g，桃仁12g，赤芍15g，郁金15g，远志12g，菖蒲12g，栀子12g，淡豆豉12g，浮小麦30g，大枣10g，苏木12g，炙甘草6g。

7剂水煎，每日1剂，分早晚服。

二诊：服上方7剂后，感心前区疼痛发作次数减少，其他症状仍存，心脏抖动感十分不适。舌质淡黯，苔白厚，脉弦结代。

处方：太子参15g，麦冬12g，生地15g，丹参30g，檀香12g，黄芪20g，桃仁12g，赤芍15g，郁金15g，菖蒲12g，苦参15g，甘松12g，栀子12g，淡豆豉12g，浮小麦30g，大枣10g，炙甘草6g，龙齿30g。

7剂水煎，每日1剂，分早晚服。

三诊：经上治，自感疗效尚可，胸闷、心前区疼痛明显缓解，进行一般体力活动无诱发，神疲乏力、心烦郁闷、汗自出减轻，未再哭泣，但心有漏空感。舌质淡黯，苔白，脉弦结代。

处方：太子参 15g，麦冬 12g，生地 15g，丹参 30g，檀香 12g，黄芪 20g，桃仁 12g，赤芍 15g，苦参 15g，甘松 12g，生龙骨 30g，生牡蛎 30g，炙甘草 6g。

7 剂水煎，每日 1 剂，分早晚服。

四诊：前诸症明显好转，现主要心律失常，十分困扰，伴睡眠欠佳，以入睡困难。舌质淡，舌下脉络瘀黯较前变淡，舌苔白，脉弦结代。动态心电图：ST-T 改变，频发室性期前收缩，但较前明显减少。

处方：太子参 15g，麦冬 12g，五味子 10g，丹参 30g，桃仁 12g，赤芍 15g，厚朴 15g，郁金 15g，甘松 12g，炒酸枣仁 30g，柏子仁 15g，生龙骨 30g，生牡蛎 30g，炙甘草 6g。

7 剂水煎，每日 1 剂，分早晚服。

五诊：服药后感心律平复，入睡明显改善，要求再服四诊方以求巩固。

处方：四诊原方 14 剂，煎服法同上。

六诊：经上治，自感症状悉除，停服 2 个月余。动态心电图复查：ST-T 改变，偶发室性期前收缩。嘱生活规律，按时作息，保持心情舒畅，切勿过劳，并给予前方，让其每服 14 剂间隔半个月，连服半年。

例二：患者，女，48 岁。

初诊：2019-08-17。诉：发作性心房颤动半年余，复发半个月。诊时述素有糖尿病史，血糖控制不理想，半年来突感心慌、心悸，发作时感疲乏无力，二次住院应用抗心律失常药物好转，但半个月来心房颤动又发作，伴疲乏无力、头晕、目眩，双手臂发麻，口干不欲饮，大便无力感。住院治疗未见好转。听诊：心律不齐，心音强弱不等。心电图：慢速型心房颤动。舌淡暗，苔白，脉结代。

辨证：气虚血瘀，心失所养。

治法：益气活血，阳新复律。

处方：当归 15g，赤芍 15g，桃仁 12g，红花 15g，黄芪 30g，地龙 12g，僵蚕 12g，葛根 30g，苍耳子 12g，黄连 18g，苦参 15g，甘松 12g，麦冬 15g，玉竹 15g，黄精 15g，炙甘草 6g。

7 剂水煎，每日 1 剂，分早晚服。

二诊：服上方 7 剂后，病情无明显变化，仍心慌、心悸，疲乏无力，手臂仍麻木感，口干不欲饮，排便无力，1~2 天一行，便稀，但感头晕目眩缓解，血糖在 7~8mmol/L 波动。舌质淡黯，苔白，脉弦。

处方：当归 15g，丹参 30g，黄芪 30g，地龙 12g，僵蚕 12g，土鳖虫 12g，葛根 30g，生地 15g，苍耳子 12g，黄连 18g，苦参 15g，柏子仁 15g，麦

冬15g, 五味子10g, 黄精15g, 炙甘草6g。

7剂水煎, 每日1剂, 分早晚服。

三诊: 经治自感疲乏无力得到缓解, 手臂麻木减轻, 口不干, 但仍心慌、心悸, 时有胸闷, 叹气则舒。舌质暗, 苔白, 脉弦。

处方: 当归15g, 丹参30g, 黄芪50g, 地龙12g, 土鳖虫12g, 葛根30g, 生地15g, 苍耳子12g, 黄连18g, 苦参15g, 柏子仁15g, 麦冬15g, 五味子10g, 郁金15g, 生龙骨30g, 生牡蛎30g, 炙甘草6g。

7剂水煎, 每日1剂, 分早晚服。

四诊: 血糖稳定在6.5~7mmol/L之间, 仍常规应用降糖药物, 心慌、心悸明显好转, 其他症状皆明显改善。心电图: 窦性心律。舌质淡红, 苔白, 脉弦。

处方: 当归15g, 丹参30g, 黄芪50g, 地龙12g, 土鳖虫12g, 葛根30g, 生地15g, 苍耳子10g, 黄连18g, 柏子仁15g, 麦冬15g, 五味子10g, 炒酸枣仁30g, 茯神15g, 炙甘草6g。

7剂水煎, 每日1剂, 分早晚服。

五诊: 诸症悉除, 心律整齐, 给予血府逐瘀丸合补中益气丸善后。

例三: 患者, 女, 67岁。

初诊: 2019-12-30。诉: 心悸伴胸闷憋气半年余, 曾服用西药及中成药未效, 诊时述心悸、胸闷憋气、头晕嗜睡, 畏寒肢冷。检查: 心率为50次/分, 心律不齐。心电图: 心动过缓, ST-T改变, 频发房性期前收缩。舌质淡, 舌苔薄白, 脉沉细。

辨证: 心阳不振。

治则: 温阳活血, 通脉复律。

处方: 桂枝15g, 附子12g, 麻黄10g, 细辛3g, 丹参30g, 薤白15g, 厚朴12g, 郁金12g, 菖蒲12g, 远志12g, 当归15g, 通草6g, 补骨脂12g, 炙甘草6g。

7剂水煎, 每日1剂, 分早晚服。

二诊: 服上方7剂后, 感诸症缓解, 尤其是畏寒肢冷及头晕嗜睡明显缓解。舌质淡, 苔薄白, 脉沉细。

处方: 桂枝15g, 附子12g, 麻黄10g, 细辛3g, 丹参30g, 薤白15g, 厚朴15g, 赤芍15g, 柏子仁15g, 菖蒲12g, 当归15g, 通草6g, 补骨脂12g, 麦冬15g, 炙甘草6g。

7剂水煎, 每日1剂, 分早晚服。

三诊: 经上治, 自感诸症皆明显缓解。检查: 心率为68次/分。心电图: 偶发房性期前收缩。舌质淡, 苔薄白, 脉沉细。

处方：桂枝15g，附子12g，麻黄10g，细辛3g，丹参30g，薤白15g，厚朴15g，赤芍15g，柏子仁15g，当归15g，补骨脂12g，麦冬15g，炙甘草6g。

7剂水煎，每日1剂，分早晚服。

四诊：诸症悉除。动态心电图：偶发房性期前收缩，嘱作息规律，保持心情舒畅，忌食生冷冰镇饮食，并给予三诊方10剂，水煎服法同前，间日一服。

第三节　消化系统疾病

一、慢性胃炎

辨证概述

慢性胃炎是由各种原因引起的慢性胃黏膜变化的一种常见病。有原发性和继发性两种情况，通常主要指原发性慢性胃炎。慢性胃炎按病情的严重程度分为慢性浅表性胃炎、慢性萎缩性胃炎，本病在祖国医学文献中属于"胃脘痛""痞满""嘈杂""吞酸"等范畴。常分为湿热郁滞型、瘀血阻络型、肝胃不和型、脾胃气虚型、胃阴不足型、脾胃虚寒型。

（1）湿热郁滞型：胃脘痞满或胀痛，不思饮食，口苦口黏，大便不爽，肛门灼热，舌边尖红，苔黄腻，脉弦滑。治当清热化湿，理气和胃。常用方剂：陈平汤、三仁汤加减。

（2）瘀血阻络型：胃脘刺痛、刀割样痛，痛处固定、拒按，或见吐血、黑便、面色晦暗，舌质紫暗或有瘀斑，脉涩。治当活血化瘀，通络止痛。常用方剂：丹参饮合失笑散加减。

（3）肝胃不和型：胃脘、胸胁胀满疼痛，食纳呆滞，嗳噫频作或嘈杂吞酸，郁闷烦躁，善叹息，苔薄或黄，脉弦。治当疏肝理气，健脾和胃。常用方剂：四逆散合平胃散加减。

（4）脾胃气虚型：胃脘痞闷，似胀非胀，食少纳呆，食后胃脘发堵，倦怠乏力，舌质淡或胖淡，苔薄白，脉沉弱。治当和胃补虚，健脾益气。常用方剂：补中益气丸或香砂六君子汤加减。

（5）胃阴不足型：胃脘隐痛或灼痛，饥不欲食，口干舌燥，或有手足心热，舌红，少苔或有裂纹，或花剥苔，脉细数。治当养阴和胃，佐以清热。常用方剂：养胃汤加减。

（6）脾胃虚寒型：胃脘隐痛或胀满，遇冷加重，食少便溏，畏寒肢冷，神疲乏力，舌质淡嫩，边有齿痕，脉沉细或迟。治当温中散寒，健脾助运。常用方剂：香砂六君子汤合良附丸加减。

临证思维

西医对慢性胃炎主要是通过胃镜的视觉和病理的微观做出诊断，常有非萎缩性胃炎和萎缩性胃炎，病理诊断伴有肠上皮化生、不典型增生等，胃镜诊断伴有糜烂等。中医在辨证中主要是根据临床表现和结合胃镜、病理的诊断，纳入胃脘痛、胃痞、嘈杂等范畴。在辨治时，着眼于胃纳化、通降的特点。因为无论西医对慢性胃炎在诊断上是如何描述，中医在辨证中不可让"炎"所束缚，因为西医诊断中可以是千篇一律的同一描述，可患者的临床表现则是错综复杂，所以中医在辨证治疗上有着丰富多彩的特点，病位在胃，涉及脾、肝、肾、肠，病因可及寒、热、湿、瘀，症状表现上既有胃脘病痛，也有但满而不痛；既有胃纳呆滞，也有消谷善饥；既有嗳气呕逆，也有胃胀满不舒；既有完谷不化，又有便秘不畅等。

胃是一个很辛苦的器官，承受四气、频纳五味，其发病既可因于外邪，又可因于内伤，可虚实夹杂，也可寒热错杂，可因胃及肝、脾，也可因肝脾及于胃。在治法上可理气、活血、健脾、疏肝、补肾、益气、温中、清热、燥湿、化瘀等；在选方用药时，应细知病症，详审病机，方可有的放矢。

当然，在辨证选方的基础上，亦要选择针对性强的药物，如表现胀满者，可选用厚朴、枳壳、莱菔子、陈皮、青皮等；表现疼痛者，可选用川楝子、延胡索、五灵脂、蒲黄、白芍、白芷等；表现嗳气者，可选枳实、旋覆花、代赭石、降香等；表现反酸胃灼热者，可选用海螵蛸、瓦楞子、黄连、吴茱萸等；表现食欲缺乏者，可选用藿香、佩兰、砂仁、豆蔻等；表现消化不良者，可选用神曲、炒谷芽、焦山楂等；表现恶心反胃者，可选用半夏、竹茹、苏梗、藿香、生姜等，这些在辨证选方的基础上，对症选药常有良效。

在辨证胃病时，常以喜热饮抑或冷饮判断属寒属热，临床中却不尽然，这往往与个体的卫生饮食习惯有差别，尤其是常见属热证者，亦喜热饮而不饮冷，故不可拘泥于热饮冷饮而辨证寒热。

值得一提的是，幽门螺杆菌的发现令我们对胃病病因有了新的认识，这也是现代中医所面临的创新课题，既然有幽门螺杆菌入侵，胃为宿主，中医当以外邪袭胃之因论之，由幽门螺杆菌破坏胃黏膜，造成胃的炎症溃疡，黏膜萎缩、肠化生、癌前变、癌变的过程。中医认为其为湿热蕴结、气血失调、胃膜失养、滋生恶变为病机，故在治疗上当以清热解毒、清化湿浊、益气活血、截防恶变。在辨证思维上，西医的抗菌治疗为标；中医以改变胃内抗邪环境为本，把清热解毒以祛邪作为标，调气以助胃之功能，益气活血以养胃黏膜作为本，使幽门螺杆菌无以生长之地，常以自拟黄芪和胃汤治之，选用药物如蒲公英、黄芪、陈皮、厚朴、白芍、白术、白芷、丹参、海螵蛸、白花蛇舌草等，集清热化湿、理气活血、健脾和胃，截防恶变于一体，收到良好效果。

对于现代检查手段，中医亦当有所利用、有所发现、有所创新，如胃镜及病理学的应用，为中医望诊有了直观和微观的延伸，对辨证用药增加了新的内容，从而提高临床疗效。如胃镜下见胃黏膜充血、水肿，中医视为湿热内蕴，在用药上可选用蒲公英、黄连、黄芩、柴胡等以清湿热；如见黏膜糜烂、溃疡，中医以"治溃如治痈"论，可选用蒲公英、地龙、败酱草等；若见黏膜苍白，则可视为血不养膜，首选丹参、赤芍、当归、桃仁等；若通过病理示胃黏膜萎缩、肠上皮化生等，则可选用鸡内金、石斛、白及等以养胃黏膜，三棱、莪术、浙贝母等以除化生，白花蛇舌草、半枝莲等截防恶变等。

临证验案

例一：患者，女，49 岁。

初诊：2018-08-16。诉：胃脘疼痛 3 个月余，自述 3 个月来因工作紧张，饮食不规律，渐感胃脘部疼痛、胀满感，嗳气则舒，饮食不易消化，大便黏滞。检查腹软，中上腹部轻度压痛。胃镜：慢性非萎缩性胃炎，幽门螺杆菌（HP）（＋）。舌质淡红，苔白腻，脉弦滑。

辨证：气滞湿阻，胃失和降。

治法：行气化湿，和胃止痛。

处方：陈皮 12g，苍术 15g，厚朴 15g，白芍 15g，枳实 15g，白术 15g，砂仁 6g，木香 10g，蒲公英 15g，丹参 15g，川楝子 10g，鸡内金 15g，神曲 15g，炒谷芽 15g，滑石 15g，甘草 6g。

7 剂水煎，每日 1 剂，早晚分服。

二诊：经服上 7 剂治疗后，脘胀、便滞明显缓解。时有胃痛、嗳气。舌淡红，苔白，脉弦。

处方：陈皮 15g，苍术 15g，厚朴 15g，白芍 15g，川楝子 10g，延胡索 15g，枳实 15g，蒲公英 15g，鸡内金 15g，神曲 15g，槟榔 10g，甘草 6g。

7 剂水煎，每日 1 剂，早晚分服。

三诊：服药后诸症明显减轻，胃脘痛缓，嗳气除，饮食恢复正常，便畅。舌质淡红，苔白，脉弦。

处方：陈皮 15g，苍术 15g，厚朴 15g，白芍 15g，川楝子 10g，延胡索 15g，枳壳 15g，蒲公英 15g，鸡内金 15g，神曲 15g，白花蛇舌草 12g，甘草 6g。

7 剂水煎，每日 1 剂，早晚分服。

四诊：已无明显不适，效不更方，再续 7 剂，煎服法同前。

五诊：2018-10-12。前方继服 10 剂后，脘腹无不适，复查 HP（－），告愈。

例二：患者，45 岁。

初诊：2019-06-22。诉：胃脘疼痛反复发作，每因上火而加重，伴脘胀及两胁、口苦恶心、嗳气泛酸、夜卧不安。检查：胃脘部压痛。胃镜：胃黏膜出血，点状糜烂灶。病理：慢性非萎缩性胃炎，伴部分肠上皮化生。幽门螺杆菌（＋）。舌质淡，苔黄腻，脉弦。

辨证：胆胃郁热，胃失和降。

治法：清胆胃郁热，理气和胃止痛。

处方：柴胡 12g，黄芩 12g，半夏 10g，白芍 15g，川楝子 10g，延胡索 15g，枳实 15g，海螵蛸 30g，鸡内金 15g，蒲公英 15g，合欢皮 30g，陈皮 12g，白花蛇舌草 12g，甘草 6g。

7 剂中药配方颗粒，每日 1 剂，早晚冲服。

二诊：服上方 7 剂后，口苦恶心，脘胀缓解，但仍胃脘时痛，嗳气泛酸，食用甜食尤甚，睡眠欠佳。舌质淡红，苔黄腻，脉弦。

处方：柴胡 12g，白芍 15g，枳实 15g，旋覆花 10g，川楝子 10g，延胡索 15g，鸡内金 15g，蒲公英 15g，海螵蛸 30g，白花蛇舌草 12g，合欢皮 30g，郁金 15g，甘草 6g。

7 剂中药配方颗粒，每日 1 剂，早晚冲服。

三诊：诸症缓解，但仍时有胃脘痛，嗳气泛酸。舌质淡，苔薄黄，脉弦。

处方：陈皮 15g，白芍 15g，枳实 15g，旋覆花 10g，川楝子 10g，延胡索 15g，鸡内金 12g，蒲公英 12g，白花蛇舌草 12g，海螵蛸 30g，瓦楞子 30g，丹参 15g，神曲 15g，炒谷芽 15g，甘草 6g。

7 剂中药配方颗粒，每日 1 剂，早晚冲服。

四诊：经上治疗诸症悉除，为巩固疗效故再续诊。舌质淡红，苔薄白，脉稍弦。

处方：陈皮 15g，白芍 15g，枳壳 15g，川楝子 10g，延胡索 15g，鸡内金 15g，蒲公英 15g，丹参 15g，白花蛇舌草 12g，海螵蛸 30g，浙贝母 15g，甘草 6g。

10 剂中药配方颗粒，每日 1 剂，早晚冲服。

五诊：经治疗后半年复查胃镜，较前明显好转，胃黏膜无明显糜烂病灶，HP（－），告愈。

例三：患者，女，62 岁。

初诊：2019-03-18。诉：胃脘部隐痛，入夜明显半年余，加重半个月。述胃脘疼痛胀满，食欲缺乏，嗳气频作，口干不欲饮，疲乏无力，大便不畅。检查：胃脘部轻度压痛。胃镜：慢性萎缩性胃炎。舌质暗，苔薄，脉弦细。

辩证：胃气失和，瘀阻胃络。

治法：理气和胃，化瘀止痛。

处方：陈皮 15g，厚朴 15g，赤芍 15g，白术 15g，三棱 12g，莪术 12g，五灵脂 10g，蒲黄 10g，枳壳 15g，旋覆花 10g，代赭石 15g，甘草 6g。

7 剂中药配方颗粒，每日 1 剂，早晚冲服。

二诊：经服用上方 7 剂后，胃脘胀满疼痛明显缓解，嗳气减少，但仍食欲不振，疲乏无力，大便不畅。舌质暗淡，苔薄，脉弦细。证属脾胃气虚，胃络失养，治以健脾和胃，化瘀通络。

处方：党参 15g，白术 15g，茯苓 12g，砂仁 6g，木香 10g，藿香 12g，佩兰 12g，丹参 15g，枳壳 15g，赤芍 15g，三棱 12g，莪术 12g，神曲 15g，槟榔 10g，甘草 6g。

7 剂中药配方颗粒，每日 1 剂，早晚冲服。

三诊：仍时有胃脘隐痛，食欲好转，亦感较前有力，大便每日 1 次。舌质淡，苔薄，脉弦细。

处方：党参 15g，白术 15g，茯苓 12g，砂仁 6g，木香 10g，丹参 15g，枳壳 15g，赤芍 15g，三棱 12g，莪术 12g，鸡内金 15g，川楝子 10g，甘草 6g。

7 剂中药配方颗粒，每日 1 剂，早晚冲服。

四诊：诸症都明显好转，但感消化动力不足，食后易脘胀。舌质淡红，苔薄，脉弦细。

处方：党参 15g，白术 15g，茯苓 12g，砂仁 6g，木香 10g，丹参 15g，枳壳 15g，赤芍 15g，三棱 12g，莪术 12g，鸡内金 15g，神曲 15g，炒谷芽 15g，甘草 6g。

7 剂中药配方颗粒，每日 1 剂，早晚冲服。

例四：刘某，男，38 岁。

初诊：2020-03-04。诉：胃脘痞满不适，无明显疼痛 4 个月余。曾服用奥美拉唑无效。诊时自述感胃脘胀满加重，食后又痞塞感，伴口中异味，泛酸恶心，嗳气，时有肠鸣，大便质稀，每日 2~3 次。舌质淡红，苔黄稍腻，脉弦。

辨证：脾胃失和，升降失司。

治法：健脾和胃，辛开苦降。

处方：党参 12g，黄芩 12g，黄连 12g，干姜 10g，半夏 10g，厚朴 12g，海螵蛸 30g，鸡内金 15g，枳实 15g，白术 15g，车前子 15g，炙甘草 6g。

7 剂中药配方颗粒，每日 1 剂，早晚冲服。

二诊：经上治疗后，自感口中异味及嗳气恶心除，但仍胃脘痞满，肠鸣，便稀，每日 1~2 次。舌质淡，苔黄稍腻，脉弦。

处方：党参 10g，黄芩 12g，黄连 12g，干姜 10g，半夏 10g，枳壳 15g，厚朴 15g，白术 15g，茯苓 15g，薏苡仁 30g，鸡内金 15g，车前子 15g，炙甘草 6g。

7 剂中药配方颗粒，每日 1 剂，早晚冲服。

三诊：诸症基本消除，但时有脘胀满，便稀。舌质淡，苔白，脉弦。

处方：党参 15g，黄芩 12g，黄连 12g，干姜 10g，半夏 10g，白术 15g，茯苓 15g，枳壳 12g，木香 10g，葛根 18g，车前子 15g，鸡内金 15g，炙甘草 6g。

7 剂中药配方颗粒，每日 1 剂，早晚冲服。

二、消化性溃疡

辨证概述

消化性溃疡是指发生在胃及十二指肠的一种界限清楚的局限性组织缺失，累及黏膜下层和肌层，其形成与胃蛋白酶的消化作用有关，故称消化性溃疡。本病常由精神刺激、遗传因素、地理环境因素、药物与化学品、吸烟、饮食不慎等因素诱发或加重，具有上腹部慢性、周期性、节律性疼痛的特点，以及反胃、嗳酸、嗳气、恶心等胃肠道症状。本病可发生于任何年龄，但以青壮年为多。在临床上十二指肠溃疡较胃溃疡为多见。消化性溃疡属中医"吞酸""胃脘痛"之范畴。中医常将本病分为以下 4 个证型。

（1）肝胃不和型：胃脘胀满，攻撑作痛，牵及两胁，嗳气频繁，每因恼怒而疼痛加重，苔薄白，脉弦。治当疏肝理气，和胃止痛。常用方剂：柴胡疏肝汤合平胃散加减。

（2）脾胃虚寒型：胃脘隐痛，喜暖喜按，绵绵不断，遇凉痛甚，每于受凉后疼痛发作，泛吐清水，纳差，神疲乏力，四肢不温，大便溏薄，舌淡，苔白，脉细弱。治当温中健脾，和胃止痛。常用方剂：小建中汤加减。

（3）胃阴亏虚型：胃脘隐痛或灼痛，午后更甚，或嘈杂心烦，口燥咽干纳呆食少，大便干结或干涩不爽，舌质红，舌苔少或剥脱，或干而津少，脉细数。治当益阴养胃。常用方剂：养胃汤加减或一贯煎加减。

（4）瘀血停滞型：胃脘隐痛，痛有定处，如针刺或刀割，痛而拒按，食后痛甚，或见吐血、黑便，舌质紫暗或见瘀斑，脉涩或沉弦。治当活血化瘀，通络止痛。常用方剂：丹参饮合失笑散加减。

临证思维

消化性溃疡在临床表现上有一个特征，具有脘腹部慢性、周期性、节律性疼痛的规律，从症状上诊断一般是进食后疼痛常为胃部溃疡，空腹疼痛常为十二指肠溃疡，消化道钡餐造影或胃镜检查可以明确诊断，为中医的"胃脘痛"。由于该病在症状表现上有一定的规律，所以中医辨证也有规律可循，一是可根据发病因素诊断，如当因长期精神紧张时、生气上火等不良刺激，临床表现为食后疼痛、胀痛、嗳气吞酸、易激动烦躁时，则从肝气犯胃论治，其治疗以疏肝理气和胃为主，常选用药物如柴胡、白芍、枳实、枳壳、佛手、鸡内金、白术、川楝子、延胡索、海螵蛸等；若表现为空腹疼痛、食入则缓的规律，则以脾胃虚弱论治，常选用药物如党参、白术、茯苓、桂枝、白芍、黄芪等。

胃镜的检查对中医辨证具有重要的参考价值和指导意义，如溃疡的表现为被灰白或褐色苔膜覆盖，边缘肿胀活动期征象，在辨证参以"治溃疡病如治痈"的观念，常选用蒲公英、地丁、败酱草等；表现为溃疡面白苔消失，为红色充血的瘢痕，可见皱襞集中，在辨证论治时则参以"活血化瘀以生新"，选用丹参、三棱、莪术等。总之，在治疗溃疡病时，辨证论治当显特色，化腐生新之治的观念，应当贯穿于辨证论治之中。

临证验案

例一：患者，男，40岁。

初诊：2020-03-14。诉：胃脘疼痛年余，加重1个月余。胃脘痞满、胀痛，食后尤甚，并向背部放射，嗳气吞酸，心烦易怒。检查：按腹部扪及腹主动脉搏动明显，胃脘部压痛。胃镜：胃溃疡病。舌质红，苔白厚，脉弦紧。

辨证：肝胃不和。

治法：疏肝和胃。

处方：柴胡12g，白芍30g，炙甘草9g，枳实15g，厚朴15g，川楝子10g，延胡索15g，鸡内金15g，白及12g，海螵蛸30g，浙贝母15g，神曲15g，蒲公英15g，丹参15g。

7剂，水煎，每日1剂，分早晚服。

二诊：服上方7剂后，胃脘疼痛明显减轻，食后无明显不适，但仍有胃脘隐痛感，痞满胀气，嗳气，心烦易怒。舌质红，苔白，脉弦。

处方：柴胡10g，白芍15g，炙甘草6g，枳实15g，白术12g，厚朴15g，白及12g，海螵蛸30g，浙贝母15g，蒲公英15g，丹参15g，神曲15g，鸡内金15g。

7剂，水煎，每日1剂，分早晚服。

三诊：治疗后症状减轻，但时腹胀嗳气，心烦易怒。舌质红，苔白，脉弦。

处方：枳实15g，白术12g，白芍15g，厚朴15g，白及12g，丹皮12g，栀子12g，鸡内金15g。

四诊：诸症基本消除，近感乏力，食少，便稀。舌质淡红，苔白，脉弦。

处方：党参 15g，白术 15g，茯苓 15g，砂仁 6g，木香 10g，白及 12g，鸡内金 15g，山药 30g，陈皮 12g，神曲 15g，白扁豆 12g，甘草 6g。

7 剂，水煎，每日 1 剂，分早晚服。

例二：焉某，男，42 岁。

初诊：2018-07-15。诉：胃脘疼痛年余，加重 1 个月余。胃脘部疼痛，连及右胁部，以空腹痛，稍进食可缓解，但进食稍多则有痞满感，伴胃中嘈杂，烧灼感。检查：腹软，右侧腹部压痛。胃镜：慢性非萎缩性胃炎，十二指肠溃疡。舌质淡红，苔白，脉沉弱。

辨证：肝郁脾虚。

治法：健脾和胃，疏肝理气。

处方：党参 15g，白术 15g，茯苓 15g，柴胡 12g，白芍 15g，乌贼骨 30g，浙贝母 12g，白及 12g，鸡内金 15g，砂仁 6g，佛手 12g，神曲 15g，甘草 6g。

7 剂，水煎，每日 1 剂，分早晚服。

二诊：经服上方 7 剂后，胃脘部疼痛缓解，痞胀感除，但仍有空腹时疼痛发作，稍进食缓和，大便黏滞不爽。舌质淡红，苔白稍腻，脉沉。

处方：党参 15g，白术 15g，茯苓 15g，柴胡 12g，白芍 15g，乌贼骨 30g，浙贝母 12g，白及 12g，鸡内金 15g，厚朴 12g，枳壳 12g，土茯苓 15g，甘草 6g。

7 剂，水煎，每日 1 剂，分早晚服。

三诊：述仍胃脘部隐痛，引右胁不适，常在上午 10 点左右明显，伴有烧灼感。舌质淡，苔白，脉沉。

处方：党参 15g，白术 15g，茯苓 15g，柴胡 12g，白芍 15g，川楝子 10g，延胡索 15g，乌贼骨 30g，蒲公英 15g，白及 12g，鸡内金 15g，甘草 6g。

7 剂，水煎，每日 1 剂，分早晚服。

四诊：经治疗后诸症基本消除，巩固疗效，上方继用 7 剂。

例三：刘某，女，37 岁。

初诊：2019-09-12。诉：胃脘部疼痛 3 年余，加重 1 个月余。曾服西药治疗较长时间无效。诊时述胃脘部疼痛，适凉则甚，得温可缓，夜间疼痛明显，伴脘部痞塞，腹部胀满，食欲缺乏，疲乏倦怠。检查：腹软，胃脘部有压痛，胃可闻及振水音。胃镜：胃溃疡病。舌质暗，苔白，脉细。

辨证：脾胃虚寒，胃络瘀阻。

治法：温中散寒，化瘀止痛。

处方：桂枝 12g，白芍 18g，黄芪 15g，高良姜 12g，香附 12g，丹参 15g，檀香 10g，枳壳 15g，五灵脂 10g，蒲黄 10g，三七 6g，甘草 6g。

7 剂，中药配方颗粒，每日 1 剂，分早晚冲服。

二诊：经服上方 7 剂后，胃脘疼痛明显缓解，畏寒减轻，但仍食欲不振。舌质淡暗，苔薄白，脉沉细。

处方：桂枝 12g，白芍 18g，黄芪 18g，高良姜 12g，香附 12g，九香虫 12g，枳壳 15g，五灵脂 10g，蒲黄 10g，砂仁 6g，藿香 12g，佩兰 12g，神曲 15g，鸡内金 15g，甘草 6g。

7 剂，中药配方颗粒，每日 1 剂，分早晚冲服。

三诊：诸症悉减，胃脘痛止，脘痞除，知饥欲食，自感有力。舌质淡暗，苔薄白，脉细。

处方：桂枝 12g，白芍 18g，黄芪 18g，九香虫 12g，枳壳 15g，砂仁 6g，白及 12g，五灵脂 10g，蒲黄 10g，丹参 15g，鸡内金 15g，甘草 6g。

7 剂，中药配方颗粒，每日 1 剂，分早晚冲服。

三、便秘

辨证概述

便秘是指大便排出困难或排便时间间隔延长的一种症状。正常人每日大便 1~2 次。如每周大便 3~4 次，但排出成形大便，排便时无须过分用力，便后有舒适感，亦属正常排便。古典医籍中有"实秘""虚秘""风秘""脾约"之称，又称大便难、大便不通、大便秘涩。一般将便秘分为实秘与虚秘两大类。其中实秘包括 2 个证型、虚秘包括 3 个证型。

（1）实秘

①热秘：大便干结，腹部胀满，按之作痛，面赤，口渴欲冷饮，口臭，唇疮，小便短赤，舌苔黄燥，脉滑实。治当清热润肠。常用方剂：小承气汤加味。②气秘：欲便不得，甚则腹部胀痛，胁肋窜痛，胸脘痞闷，嗳气频作，纳食减少，舌苔淡白，脉沉。治当顺气导滞。常用方剂：六磨汤加味。

（2）虚秘

①气虚便秘：大便多日一行，临而努挣，难于排出，挣则汗出气短，面色㿠白，神疲气怯，肢倦懒言，舌淡苔白、脉弱。治当益气润肠。常用方剂：黄芪汤加味。②血虚便秘：大便多日一行，临而努挣，难于排出，面色萎黄，唇色淡，头昏心悸，舌淡苔白，脉细涩。治当养血润燥。常用方剂：通幽汤加味。③阳虚便秘：大便艰涩，面色㿠白，腹胀痛，四肢不温，喜热恶寒，舌淡苔白，

脉沉迟。治当温通开秘。常用方剂：温脾汤加减。

临证思维

便秘是一组临床症状，主要表现为大便困难和排便次数减少，在临床就诊中可见于各个年龄段，小儿和老年人常表现为大便干结、数日一行，排便艰难。中青年常表现为排便次数减少、排便不畅或无干结之征，所以对待便秘的治疗，不可不详辨病因病机，一概大黄、芒硝。

小儿便秘一般为饮食失调、食滞肠道，其治则应主以消食导滞，常用莱菔子、槟榔、神曲等配伍；中青年常为湿热蕴结肠道、湿浊不化，常以薏苡仁、豆蔻、滑石、桔梗、土茯苓为选用之品；老年人则因多肠燥津亏，无力推行，常放入玄参、生地、麦冬、炙黄芪、火麻仁、桃仁等。

在治疗便秘时，还应重视养血、活血药物的应用，尤其是老年人便秘，肠动力不足是一个主要原因。肠动力不足其中一个重要因素是结肠黏膜处在缺血状态，自主神经调节功能失调，粪便在结肠停留时间较长，大部分水分被结肠吸收形成大便干结难排，应用养血活血的药物，可以改善肠黏膜血供，使之处在充血状态，可加快肠蠕动，缩短粪便在结肠中的时间，减少水分吸收，从而改善便秘。

便秘的另一种情形值得注意，就是"饥饿性便秘"，表现为患者食欲缺乏或食物残渣少，不能及时"胃实而肠虚，胃虚而肠实"，更虚、更实，致使无便可排，在辨治时要重视健脾和胃，还要指导患者的生活饮居规律。

临证验案

例一：患者，女，28岁。

初诊：2020-09-23。诉：大便秘结，2~3日排便1次。大便结硬，伴腹胀满，嗳气，口中异味3个月余，曾治未效，伴月经量少。色暗有块，舌质淡，苔白厚稍腻，脉滑。

辨证：肠积气滞，传化失司。

治法：行气导滞，兼以清化。

处方：厚朴18g，枳实12g，大黄6g，炒莱菔子15g，黄芩12g，黄连12g，当归15g，火麻仁30g，丹参15g，神曲30g，甘草6g。

7剂，中药配方颗粒，每日1剂，分早晚冲服。

二诊：经服上方4剂后，大便即通，脘痞腹胀明显缓解。舌质淡，苔白厚，脉滑。

处方：厚朴18g，枳实12g，大黄6g，炒莱菔子15g，黄芩12g，柴胡12g，当归15g，火麻仁30g，丹参15g，赤芍15g，神曲30g，甘草6g。

7剂，中药配方颗粒，每日1剂，分早晚冲服。

三诊：服药大便稀软，每日排便 1~2 次，余症悉除，月经未潮。舌质淡，苔白，脉滑。

处方：厚朴 15g，枳实 12g，熟大黄 6g，火麻仁 30g，桃仁 12g，丹参 15g，赤芍 15g，当归 15g，神曲 15g，甘草 6g。

7 剂，中药配方颗粒，每日 1 剂，分早晚冲服。

四诊：大便稀软，每日排便 1~2 次，月经来潮，量尚可，无血块。舌质淡，苔薄白，脉滑。

处方：服麻仁润肠丸。

例二：患者，女，72 岁。

初诊：2019-03-12。诉：大便秘结，2~3 天行 1 次，大便干硬，排便无力 1 年余，加重 1 个月余。因骨折术后大便秘结，曾经中西医治疗，时轻时重，始终未愈，近 1 个月余便秘尤甚，排便无力，排便时间长，伴腹部轻微胀满，口干少津，睡眠欠佳，心悸短气。舌质淡红，少苔，脉细。

辨证：肠燥津伤，血虚失润。

治法：养血润燥，增液通便。

处方：玄参 30g，生地 15g，麦冬 15g，熟大黄 6g，火麻仁 30g，当归 30g，炒酸枣仁 30g，柏子仁 15g，枳实 12g，厚朴 12g，炙黄芪 30g，甘草 6g。

10 剂，中药配方颗粒，每日 1 剂，分早晚冲服。

二诊：经服上方 10 剂后，2~3 天排便 1 次，较前明显顺畅，无须努挣则出，心悸气短好转，但仍感腹部微胀，睡眠欠佳。舌质淡，少苔，脉细。

处方：玄参 30g，生地 15g，麦冬 15g，熟大黄 6g，火麻仁 30g，枳实 12g，厚朴 12g，当归 30g，炒莱菔子 15g，炒酸枣仁 30g，柏子仁 15g，西洋参 10g，甘草 6g。

10 剂，中药配方颗粒，每日 1 剂，分早晚冲服。

三诊：排便顺畅，每 1~2 天排便 1 次，诸症缓解。舌质淡，苔薄，脉细。

处方：二诊方继服 10 剂，并嘱之后服麻仁润肠丸。

四、溃疡性结肠炎

辨证概述

溃疡性结肠炎又名慢性非特异性溃疡性结肠炎，是一种病因不明的以结直肠的浅表性、非特异性炎性病变为主的疾病，可伴有肠外多器官损害，最常见累及的部位为眼、皮肤和关节。本病的临床表现一组是消化道症状，以腹泻、腹痛、里急后重、腹块等多见；另外一组是肠外症状，如关节炎、虹膜炎、皮肤结节红斑等。不同个体症状差异甚大，可轻可重，轻者仅表现为腹泻，一日数次，重者可发生血下如注及毒血表现。本病在中医属于"泄泻""久痢""肠风"等范畴，依其临床表现，可辨证分为5个证型。

（1）湿热内蕴型：腹痛腹泻，反复发作，便中夹脓夹血，里急后重，身热，肛门灼热，脘痞呕恶，小便短赤，舌红，苔黄腻，脉数或滑数。治当清热利湿，理气行滞。常用方剂：白头翁汤加减。

（2）脾虚湿滞型：大便时溏时泻，迁延反复，稍进油腻则大便次数明显增加，粪便中带有黏液或脓血夹不消化食物，纳呆脘闷，神疲倦怠，面色萎黄，舌淡，脉细弱。治当健脾化湿，佐以理气行滞。常用方剂：香砂六君子汤加减。

（3）肝郁脾虚型：腹泻多见于情绪紧张或激动后发生，腹痛即泻，泻后痛减或如故，里急后重，胸胁胀痛，脘闷纳呆，矢气频作，苔薄，脉弦细。治当抑肝扶脾，理气行滞。常用方剂：痛泻要方加减。

（4）气滞血瘀型：泻下不爽，或便下紫红，或色黑如光漆，肠鸣腹胀，腹痛拒按，痛有定处，嗳气少食，面色晦暗，腹部或有痞块，肌肤甲错，舌质紫黯或有瘀点瘀斑，脉涩或弦。治当行气活血，佐以健脾运湿。常用方剂：少腹逐瘀汤合桃红四物汤加减。

（5）脾肾两虚型：久泻不愈，下痢脓血及黏液，形寒时冷，腹胀肠鸣，腹痛隐隐，喜暖喜按，常于晨间作泻，食减纳呆，腰膝酸软，舌淡，苔白，脉沉细。治当温脾益肾，涩肠止泻。常用方剂：附子理中丸合四神丸加减。

临证思维

中医辨证治疗溃疡性结肠炎，主要抓住腹痛、腹泻和便血主症，对肠外症状则作为兼症。本病尽管在教课本中分型明确，给予了常用方剂的指导，但临床实际中，由于患者临床病因的复杂性，在辨证论治的落脚点上亦有很大差别，就腹痛、腹泻和便血而言，对其影响因素较多，有因受寒而病情加重，有因精神紧张而发作，有因刺激性食物造成等，所以在问诊时应详细了解诱发原因，对辨证用药很有参考价值，尽管这个病通过结肠镜而明确诊断，西医治疗有其针对溃疡性结肠炎的药物治疗方案，但中医临症则要从症状表现和了解诱发因素而立法遣方用药，遇寒加重，尤其受阴雨天气等气候影响发病，选用桂枝芍药知母汤属另辟蹊径；遇紧张或生气上火而腹痛，腹泻加重，除以疏肝解郁选方用药外，还应加入缓急解痉之治，因为一旦受到精神刺激，必然造成肠道挛急所致腹痛，常表现为挛痛、绞痛，常配合选用白芍、炙甘草、白芷、石菖蒲等；若伴里急后重，则加入理气之品以调畅气机，如木香、枳壳、地榆等；若大便脓血，当分寒热，不可见血即凉血，属湿热下注者，可选白头翁汤为主，属虚寒者可选桃花汤为主，若属寒热错杂可选半夏泻心汤、乌梅丸等；对大便下血，当分气虚失于固摄，或热迫损伤肠络，抑或寒热夹杂下焦，辨证当精确，选药当精当，以治血为重点，只有及时抑制大便下血，才可缓图溃疡性结肠炎之治。

值得一提的是，黄土汤在治疗溃疡性结肠炎具有很好的疗效，从辨证和辨病角度出发，都很切合。黄土汤出自《金匮要略》当中，谓之"下血，先便后血，此远血也，黄土汤主之"，方由伏龙肝、白术、附子、党参、生地、阿胶组成，具有寒湿并用、清补兼施、运脾除湿同伍的特点，随症加减，可临床推荐。

临证验案

例一：患者，男，38岁。

初诊：2019-05-17。诉：被确诊溃疡性结肠炎3年余。述腹满，肠鸣泄泻，便血反复发作，先后住院4次住院治疗，症情缓解出院。但每因工作压力和上火而反复发作，近半年余症情加重。诊时脘腹胀满，嗳腐食臭，烦躁不安，肠鸣便稀，大便日3~4次，大便带血，或便后鲜血。结肠镜检查：慢性结肠炎，伴乙状结肠溃疡出血。检查：腹软，左下腹压痛。舌质淡，苔厚腻，脉细弦。

辨证：肝脾不和，寒热错杂。

治法：清上温下，调和肝脾。

处方：半夏10g，党参15g，黄芩12g，黄连12g，炮姜12g，炒白术15g，伏龙肝50g，附子12g，阿胶9g，生地15g，赤石脂30g，藕节炭10g，白头翁10g，禹余粮30g，丹皮12g，炒栀子12g，当归15g，炙甘草6g。

10剂，水煎，每日1剂，早晚饭后分服。

二诊：服上方10剂后，便血明显减少，腹满，烦躁缓解，但余症仍存。舌质淡，苔黄稍腻，脉弦紧。

处方：半夏10g，党参15g，黄芩12g，黄连12g，炮姜12g，炒白术15g，伏龙肝50g，附子12g，阿胶9g，生地15g，赤石脂30g，藕节炭30g，白头翁10g，禹余粮30g，当归15g，薏苡仁30g，车前子30g，马齿苋30g，炙甘草6g。

10剂，水煎，每日1剂，早晚饭后分服。

三诊：治疗后无便血，大便次数明显减少，每日2次左右。其他症状明显缓解。舌质淡，苔白厚，脉弦紧。

处方：遵效不更方，二诊方继服10剂，煎服法同前。

四诊：述再未便血，大便稀、黏，基本每日1次，自感疲劳倦怠。舌质淡红，苔白，脉弦。

处方：半夏 10g，党参 15g，黄芩 12g，黄连 12g，高良姜 12g，炒白术 15g，伏龙肝 50g，赤石脂 30g，茯苓 15g，黄芪 30g，黄精 15g，仙鹤草 30g，阿胶 9g，当归 15g，炙甘草 6g。

10 剂，水煎，每日 1 剂，早晚饭后分服。

五诊：上述诸症基本消失，近 1 个多月身体状况明显好转，心情舒畅，无烦躁，精力充沛。舌质淡红，苔白，脉弦。

以半夏泻心汤、黄土汤、参苓白术散、芍药汤、保和丸、桃花汤等方药加减制膏服用，随访 1 年未见复发。

例二：患者，女，58 岁。

初诊：2018-04-22。诉：确诊为溃疡性结肠炎 6 年余，大便黏滞，挟有黏液，或便血，经反复住院治疗，症状缓解，但半年未大便不爽，里急后重，每日 2~3 次，便量少，常挟黏液，偶见脓血，伴腹胀，时腹痛、肠鸣，经中西医治疗效不显。结肠镜：慢性结肠炎伴乙状结肠溃疡。检查：腹软，左下腹压痛。舌质淡，苔白厚，脉弦滑。

辨证：湿热蕴结，肝脾失调。

治法：清湿热，调肝脾。

处方：白芍 30g，黄芩 12g，黄连 12g，当归 15g，木香 10g，肉桂 6g，葛根 30g，败酱草 30g，附子 12g，薏苡仁 30g，槟榔 10g，乌梅 12g，白头翁 12g，枳壳 15g，川楝子 10g，乌药 12g，炙甘草 6g。

10 剂，水煎，每日 1 剂，早晚饭后分服。

二诊：服上方 10 剂后，症情明显好转，无里急后重，大便顺畅，但仍每日 2~3 次，腹胀，左下腹疼痛。舌质淡红，苔白，脉弦滑。

处方：白芍 30g，黄芩 12g，黄连 12g，当归 15g，木香 10g，葛根 30g，败酱草 30g，薏苡仁 30g，附子 12g，乌梅 12g，枳壳 15g，川楝子 10g，乌药 10g，炒白术 15g，车前子 15g，芡实 15g，炙甘草 6g。

三诊：经治后大便成形，每日 1~2 次，无里急后重，余症明显缓解，自感近 20 天来的治疗是半年来未有过的舒畅。舌质淡，苔白，脉稍滑。

处方：白芍 20g，黄芩 12g，黄连 12g，当归 15g，木香 10g，葛根 30g，败酱草 15g，薏苡仁 30g，附子 12g，乌梅 12g，枳壳 15g，川楝子 10g，乌药 10g，炒白术 15g，车前子 15g，炙甘草 6g。

10 剂，水煎，每日 1 剂，早晚饭后分服。

四诊：诸症基本愈，唯近感乏力，肢重。舌质淡，苔薄白，脉沉缓。

处方：党参 15g，炒白术 15g，茯苓 15g，当归 15g，白芍 15g，黄芩

12g，黄连 12g，葛根 30g，败酱草 15g，薏苡仁 30g，附子 12g，黄精 15g，砂仁 6g，木香 10g，车前子 15g，炙甘草 6g。

10 剂，水煎，每日 1 剂，早晚饭后分服。

五诊：经治疗后感觉良好，诸症悉除。舌质淡，苔薄白，脉沉缓。

处方：以参苓白术散、芍药汤、附子薏苡败酱草散、乌梅丸、痛泻要方等方药加减化裁制成膏服用，1 年后随访，述未复发。

五、慢性胆囊炎

辨证概述

慢性胆囊炎是临床常见的胆囊疾病，可与胆石症同时存在，亦可因胆汁郁结而致。本病有时为急性胆囊炎的后遗症，但多数病例并无急性发作史，而就医时即为慢性。临床以右胁下不适或持续钝痛为主要表现，可伴有胃灼热、暖气、嗳酸等消化不良症状。此类症状虽不严重，却顽固难愈，进食油煎或脂肪类食物后可加剧，嗳气后可稍减轻。恶心常见，一般无呕吐，餐后腹痛有时可用碱性药物缓解。多无阳性体征，部分患者可有上腹部压痛及右胁叩击痛。本病属中医"胁痛""黄疸""肝气痛"等病的范畴，一般分为以下3 个证型进行治疗。

（1）肝郁气滞型：右胁胀痛或窜痛、脘胀嗳气，胸闷不舒，善怒，或口苦咽干，舌淡，苔薄或腻，脉弦紧。治当疏肝解郁，理气止痛。常用方剂：柴胡疏肝散加减。

（2）肝胆湿热型：右上腹疼痛拒按，寒热往来，口苦，咽干，恶心，呕吐，嗳腐吞酸，便结，尿赤，舌红，苔黄腻，脉弦滑。治当清热利湿，疏肝利胆。常用方剂：茵陈蒿汤合大柴胡汤加减。

（3）肝肾两虚型：胁痛绵绵，喜按喜热，食少便溏，心悸眩晕，虚烦少眠，妇女月经不调，舌淡，苔白或少苔，脉弦细无力。治当健脾补肾。常用方剂：滋水清肝饮加减。

临证思维

治疗胆囊炎对于中医来说具有优势，在辨证论治中，着眼于胆囊表里的脏腑关系，以肝为胆疏、胆为肝泄的生理特征，重视疏肝利胆的治法，疏肝以解郁和理气并重，利胆以清利与通腑并用。疏肝解郁常选用药物如柴胡、白芍、郁金、川楝子等；疏肝理气常选用药物如枳壳、枳实、香附、佛手、香橼等；利胆清热药物常选用茵陈、金钱草、丹皮、栀子等；利胆通腑常选用药物如选大黄、厚朴、三棱、莪术等。

在胆囊炎的辨治中，以六经辨证的少阳病诊治则是临床的重要辨证思维，如口苦、咽干、胸胁苦满、心烦、喜呕、呕而发热等，是为少阳经之主症，胆囊炎也往往表现出这一系列症状，小柴胡汤化裁有很好的疗效。

在西医检查中，体征表现不突出，但临床表现出口苦、咽干、胁满胀痛、恶心、欲呕、厌食油腻等少阳病一系列症状，尤其是慢性胆囊炎有急性发作史的患者，临床上经常表现出寒热往来，以低热持续不退，口苦、呕恶、右胁不适，这时以少阳郁热论治，常常收到事半功倍的效果，如临床遇到患者呕吐而发热，西医血液及影像检查无阳性发现，经治不愈而求治于中医时，《伤寒论》中"呕而发热者，小柴胡汤主之"的典言，顿受启发，验之临床，效如桴鼓。所以治胆当抓住"少阳病脉症并治"的重要理论于临床实践中。

临证验案

例一：患者，男，48岁。

初诊：2018-09-07。诉：右胁隐痛，每因食油腻煎炸食物疼痛加重，反复发作2年余。近1个月，每天饭后皆感右胁隐痛，且时重时轻，伴口苦、咽干、恶心、心烦、大便时干。检查：右胁下轻压痛，叩击右胁感胆区震动。B超：胆囊壁毛躁。舌质淡，苔黄，脉弦。

辨证：少阳郁热，枢机不利。

治法：清热利胆，和解少阳。

处方：柴胡15g，黄芩12g，半夏10g，赤芍15g，三棱15g，莪术15g，金钱草15g，川楝子10g，佛手12g，大黄6g，香附12g，甘草6g。

7剂，中药配方颗粒，每日1剂，分早晚冲服。

二诊：服上方7剂后，口苦、恶心明显减轻，大便不干，但仍右胁隐痛，饮食好。舌质淡红，苔白，脉弦。

处方：柴胡15g，黄芩12g，半夏10g，赤芍15g，白芍15g，香附12g，川楝子10g，延胡索15g，三棱15g，莪术15g，金钱草15g，甘草6g。

7剂，中药配方颗粒，每日1剂，分早晚冲服。

三诊：述右胁隐痛基本消失，自感无明显不适。舌质淡红，苔薄白，脉弦。

处方：柴胡12g，黄芩10g，半夏10g，党参12g，川楝子10g，延胡索15g，赤芍15g，枳壳12g，香附12g，三棱15g，莪术15g，甘草6g。

7剂，中药配方颗粒，每日1剂，分早晚冲服。

例二：杨某，女，42岁。

初诊：2019-02-20。诉：右胁胀痛，伴嗳气，常感食物不化，口苦心烦，睡眠较差2个月余，曾中西药物治疗效不显，查往医病案皆和胃消导之药物。体格检查：腹软，右胁下压痛，叩右胁胆区震动痛。B超：慢性胆囊炎。舌质淡红，苔白，脉弦。

辨证：肝郁胆热。

治法：疏肝利胆除烦。

处方：柴胡 15g，白芍 15g，赤芍 15g，枳实 15g，枳壳 15g，川楝子 10g，延胡索 15g，丹皮 12g，栀子 12g，合欢皮 30g，神曲 15g，炒麦芽 15g，甘草 6g。

7 剂，中药配方颗粒，每日 1 剂，分早晚冲服。

二诊：服用上方 7 剂后，自感心情舒畅，右胁胀痛明显减轻，但仍口苦、嗳气、睡眠欠佳。舌质淡红，苔白，脉弦。

处方：柴胡 12g，黄芩 10g，半夏 10g，枳实 15g，旋覆花 10g，赤芍 15g，川楝子 10g，延胡索 15g，鸡内金 15g，合欢皮 30g，郁金 15g，甘草 6g，焦三仙各 15g。

7 剂，中药配方颗粒，每日 1 剂，分早晚冲服。

三诊：诸症缓解，仍感右胁闷胀，睡眠改善。舌质淡红，苔白，脉弦。

处方：二诊方继服 7 服，煎服法同上。

四诊：诉诸症基本消失，偶感右胁闷胀，但程度明显减轻，时有嗳气。舌质淡，苔白，脉弦。

处方：柴胡 12g，白芍 15g，枳实 15g，川楝子 10g，延胡索 15g，旋覆花 10g，香附 15，郁金 15g，金钱草 15g，甘草 6g。

7 剂，中药配方颗粒，每日 1 剂，分早晚冲服。

例三：患者，女，40 岁。

初诊：2018-04-23。诉：右胁隐痛 1 年余，伴呕吐、发热 5 天，每因高脂饮食而加重。5 天来突然发热（体温38.2℃），时有恶寒、呕吐、不欲饮食。住某院查血常规无异常发现。B 超检查无阳性发现。给予抗感染治疗无效，体温反复升高，食则呕吐，出院求治于中医。诊时仍发热（体温37.8℃），呕恶、嗳气、口苦、口干、不欲饮食、精神不振。检查：腹软，右胁下压痛，墨菲征（+），叩右胁胆区震动痛明显。舌质红，苔黄，脉弦数。拟诊慢性胆囊炎急性发作。

辨证：少阳郁火，胆郁化热。

治法：利胆清热，解少阳郁火。

处方：柴胡 12g，黄芩 10g，半夏 10g，党参 15g，生姜 10g，陈皮 15g，竹茹 10g，枳实 15g，青蒿 12g，茵陈 12g，炙甘草 6g。

4 剂，中药配方颗粒，每日 1 剂，分早晚冲服。

二诊：服上方后，体温正常，未再反复发热、呕吐，但仍右胁隐痛、口苦咽干、恶心、食欲缺乏。舌质淡红，苔黄，脉弦。

处方：柴胡 12g，黄芩 12g，半夏 10g，党参 12g，生姜 10g，陈皮 15g，竹茹 10g，砂仁 6g，藿香 12g，佩兰 12g，川楝子 10g，炙甘草 6g。

7 剂，中药配方颗粒，每日 1 剂，分早晚冲服。

三诊：经治疗后，体温正常，未再呕吐，食欲好转，但仍右胁隐痛、口苦、恶心。舌淡红，苔薄白，脉弦。

处方：柴胡 12g，黄芩 12g，半夏 10g，党参 12g，生姜 10g，陈皮 15g，竹茹 10g，砂仁 6g，赤芍 15g，川楝子 10g，延胡索 10g，金钱草 15g，鸡内金 15g，炙甘草 6g。

7 剂，中药配方颗粒，每日 1 剂，分早晚冲服。

四诊：既往症状基本消失，以求巩固疗效。舌质淡红，苔薄白，脉弦。

处方：柴胡 12g，黄芩 12g，半夏 10g，党参 12g，赤芍 15g，川楝子 10g，延胡索 15g，枳实 15g，鸡内金 15g，炙甘草 6g，川芎 12g。

7 剂，中药配方颗粒，每日 1 剂，分早晚冲服。

第四节　泌尿系统疾病

一、急性肾小球肾炎

辨证概述

急性肾小球肾炎（简称"急性肾炎"）是由感染后（以链球菌感染最常见）免疫反应引起的急性肾小球疾患。在小儿和青少年中发病较多，也偶见于老年人，男性发病率高于女性。临床上常有上呼吸道感染及皮肤感染等病史。1~3 周后出现血尿、蛋白尿、水肿、高血压等症状。临床症状不明显者，须做多次尿常规检查，以确定诊断。中医称本病为"水肿""血尿"。临床辨证可分为风水相搏、邪热内蕴、脾虚湿渍 3 个证型。

（1）风水相搏型：眼睑水肿，继则四肢、全身皆肿，皮肤光泽，按之凹陷易复，伴有尿少色赤，舌红，苔薄白，脉滑数。治宜疏风宣肺，利水消肿。常用方剂：越婢加术汤加减。

（2）邪热内蕴型：起病急剧，水肿明显，皮肤绷紧，腹大胀满，尿血，尿少，恶心食少，大便秘结，舌红，苔黄厚，脉滑数。治宜清热凉血，利水泄浊。常用方剂：麻黄连翘赤小豆汤合，或疏凿饮子加减。

（3）脾虚湿渍型：面目四肢虚浮，下肢尤甚，时肿时消，劳后盛或午后加重，倦怠乏力，腹胀便溏，面色㿠白，舌淡，苔白腻，脉细弱。治宜健脾助运，祛湿利水。常用方剂：五苓散合五皮饮加减。

临证思维

对于急性肾小球肾炎诊疗，中医纳入水肿、血尿范畴。利尿消肿是其治疗主要原则，但鉴于急性肾小球肾炎的发病与溶血性链球菌等感染有关，故在辨证治疗时，外邪入侵的病因一直受到关注，在急性肾小球肾炎早期表现，除水肿、血尿、蛋白尿为其诊断依据外，发热、咽痛的症状则是外邪入侵的佐证；祛邪是一项重要的治则，清热解毒利咽的治疗是祛除病因的途径之一，在祛邪解毒的药物选择上应以清宣发散、甘寒清透为主，少用苦寒过重之品，常选用药物如金银花、连翘、射干、石膏、沙参、马勃、穿心莲、薄荷、苏叶等。

对水肿、蛋白尿、血尿等临床表现的治疗，重要的关注应放在消肿上，水肿主要是水液泛滥于全身，影响三焦气化，尤其是影响肺的宣降和肾主水液的功能。肺失宣降，则水道失于通调，水湿渗于皮肤而表现水肿；邪入里伤肾，肾主水液功能障碍，则不能下输膀胱，则渗渍皮肤而肿。从西医角度看，肾小球的免疫复合物的沉积引起肾小球滤过率的降低和肾小球血管通透性改变，炎症渗出加重是引起水肿的主要原因，因此，关注肾的清利十分重要，所以以宣散和利尿为消肿的主要路径。宣散则常选用药物如麻黄、防风、苏叶、桑白皮、陈皮、浮萍、金银花、桔梗等；利尿常选用药物如泽泻、茯苓皮、冬瓜皮、大腹皮、猪苓、车前草、白茅根、赤小豆等。

总的来说，在辨治急性肾小球肾炎对病因病机的认识，应衷中参西。不然以发热、咽痛、水肿之症状难以针对急性肾小球肾炎而特异性选方用药。若以水肿、蛋白尿、血尿、高血压的临床表现，没有西医溶血性链球菌感染，引起免疫性肾脏炎症反应的病因认识，则难以从外邪入侵、邪毒为患来确立中医辨证理念。从中西医的认识融通，可确定祛邪以解除邪毒引起免疫反应对肾小球的持续性损害，宣散利尿以恢复水液代谢通路，有效恢复肾小球的滤过率功能和对肾小球血管的有效保护，从而为治愈急性肾小球肾炎保证了中医辨证论治的特色优势。

临证验案

例一：患者，男，14岁。

初诊：2019-12-13。诉：水肿半个月余。自述1个月前感冒、发热、咽痛，经治热除，后反复咽部肿痛，半个月来感晨起眼睑水肿，复感发热，经某院诊为"急性肾小球肾炎"，经治效果不明显。诊时眼睑水肿，小便量少，感肢沉乏力。检查：眼睑水肿，咽部充血，扁桃体Ⅱ°肿大，双下肢凹陷性水肿。体温37.6℃。血压140/90mmHg。小便常规：尿蛋白(++)，潜血(++)。舌质淡红，苔黄，脉弦滑。

辨证：风热袭表，水邪内渍。

治法：疏风清热，利水消肿。

处方：金银花 15g，连翘 12g，桔梗 12g，石膏 20g，麻黄 10g，赤小豆 30g，泽泻 15g，白茅根 30g，白术 12g，茯苓皮 15g，甘草 6g。

5 剂，中药配方颗粒，每日 1 剂，分早晚冲服。

二诊：服上方 5 剂后，咽痛明显减轻，小便较前量多，仍有低热（体温 37.2℃），全身水肿。舌质淡红，苔白，脉弦。

处方：金银花 15g，石膏 18g，麻黄 10g，白术 12g，连翘 12g，赤小豆 30g，泽泻 15g，白茅根 30g，茯苓皮 15g，猪苓 12g，甘草 6g。

5 剂，中药配方颗粒，每日 1 剂，分早晚冲服。

三诊：经上治，无发热、咽痛，小便量增多，仍双下肢水肿。小便常规：尿蛋白 +，潜血 +。血压 120/80mmHg。舌质淡红，苔薄白，脉沉缓。

处方：麻黄 10g，连翘 12g，赤小豆 30g，泽泻 15g，白茅根 30g，侧柏叶 12g，白术 12g，茯苓 15g，桂枝 6g，苏叶 10g，甘草 6g。

7 剂，中药配方颗粒，每日 1 剂，分早晚冲服。

四诊：水肿明显消退，自感精神好，但感食欲缺乏。舌质淡红，苔薄白，脉沉缓。

处方：党参 12g，白术 12g，茯苓 15g，泽泻 15g，桑白皮 15g，白茅根 30g，侧柏叶 12g，藿香 12g，赤小豆 30g，麻黄 10g，砂仁 6g，神曲 15g，炙甘草 6g。

7 剂，中药配方颗粒，每日 1 剂，分早晚冲服。

五诊：水肿消退，小便常规（－），仍食欲缺乏，乏力。舌质淡红，苔薄白，脉沉缓。

处方：四诊方继续服用 7 剂，服法同上。

六诊：述食欲好转，自感有力，精神好，身体感轻松，小便常规（－），舌质淡，苔薄白，脉沉缓。

处方：党参 12g，白术 12g，茯苓 15g，泽泻 15g，白茅根 30g，藿香 12g，砂仁 6g，神曲 15g，山药 15g，炙甘草 6g。

7 剂，中药配方颗粒，每日 1 剂，分早晚冲服。

例二：杨某，男，11 岁。

初诊：2018-02-09。诉：眼睑水肿 1 个月余。自述 1 个月前发热、头痛、咽喉肿痛、身水肿、小便不利。住某院诊为"急性肾小球肾炎"，经西药抗感染、利尿及激素治疗。发热退，头痛及咽喉肿痛消除，水肿虽然缓解，但始终存在小便不利。诊时，眼睑水肿，面色㿠白，精神疲乏，饮食易饥多食，面部虚胖，大便稀。小便常规：尿蛋白（＋），红细胞 25.6 μL。舌质淡红，苔薄黄腻，脉弦细。

辨证：水湿蕴结，脾虚胃热。

治法：调和脾胃，分利湿热。

处方：茯苓 12g，茯苓皮 12g，泽泻 10g，苍术 10g，萆薢 10g，赤小豆 15g，党参 12g，知母 12g，芡实 10g，车前子 12g，升麻 10g，地龙 10g，甘草 6g。

5 剂，中药配方颗粒，每日 1 剂，分早晚冲服。

二诊：经服上方 5 剂后，小便得利，面浮明显减轻，大便成形，自感有力，活泼喜动。舌质淡红，苔薄黄，脉弦细。

处方：茯苓 12g，茯苓皮 12g，泽泻 10g，白术 12g，萆薢 10g，赤小豆 15g，党参 12g，车前子 12g，升麻 10g，地龙 10g，甘草 6g。

5 剂，中药配方颗粒，每日 1 剂，分早晚冲服。

三诊：经上治，水肿已退，无明显不适感，尿蛋白（－），红细胞（－）。舌质淡红，苔薄，脉沉。

处方：以参苓白术丸服半个月，嘱避风寒，起居规律。

4 个月后家长告知，复查指标正常。

二、慢性肾小球肾炎

辨证概述

慢性肾小球肾炎系指各种病因引起的不同病理类型的双侧肾小球弥漫性或局灶性炎症改变。大多数隐匿起病，病程冗长，病情多缓慢进展。多发生于中青年人，一般有水肿、蛋白尿、血尿和管型尿，后期有贫血、高血压和肾功能不全，终至尿毒症，多数预后较差。根据临床表现特点可分为 4 个亚型：普通型、高血压型、急性发作型、肾病型。中医称本病为"水肿""血尿""虚劳"等。临床辨证可分为脾虚气弱、脾肾阳虚、肝肾阴虚、气滞血瘀 4 个证型。

（1）脾虚气弱型：面目四肢虚浮，下肢尤甚，劳后或午后加重，纳差乏力，腹满便溏，舌淡、苔白略腻，脉细或濡。治宜健脾助运，祛湿利水。常用方剂：参苓白术散加减。

（2）脾肾阳虚型：水肿腰以下为甚，按之凹陷不起，甚则全身水肿，病程迁延，面色萎黄或苍白，形寒肢冷，腰酸腹胀，便溏尿少，舌淡胖边有齿印，苔白，脉沉细。治宜温肾助阳，健脾利水。常用方剂：真武汤合五苓散加减。

（3）肝肾阴虚型：头晕目眩，腰酸乏力，遗精早泄，二目干涩，视物模糊，手足微肿，时有麻木，小便短赤，舌红，少苔，脉细数。治宜滋养肝肾，育阴清利。常用方剂：杞菊地黄丸加减。

（4）气滞血瘀型：面色晦暗或黧黑，肌肤甲错，面目水肿，腰痛腹胀，两胁不舒，舌质紫暗或有瘀斑，脉弦细涩。治宜理气活血。常用方剂：血府逐瘀汤加减。

临证思维

慢性肾小球肾炎以水肿、血尿、蛋白尿、管型尿及高血压为主要症状，尽管可纳入中医"水肿""血尿"范畴，但在慢性肾小球肾炎的辨治上，在西医确诊为病的基础上，中医更重视证的认识，临床中大部分患者主要症状为头晕、神疲、倦怠乏力、食欲不振、腰酸膝软、小便频短少或夜尿多等一系列体虚的表象，故把慢性肾炎纳入中医"虚劳"范畴则较为妥当。

本病本虚标实，虚以脾、肾为主，实以湿热、寒湿和瘀血为多，由于慢性肾病病程长，症状体征变化大，多项检验指标波动不稳，而在整个病程中，在较长病程里水肿表现并不突出，而中医诊断单纯列为"水肿病"则会给确定治疗原则时带来困难，因此，以症状体征为辨证着眼点，来确定治疗原则非常重要。若表现为神疲乏力、倦怠肢重、食欲缺乏、脘痞便溏。检查时有蛋白尿，则为脾气虚弱，精微不固，其治重健脾益气，固摄精微，健脾则运化有力，以助精微化生；益气则既助脾之健运化生，又固摄精微以防下流，常选用药物如党参、白术、茯苓、黄芪、黄精、芡实、山药等。

若表现为水肿明显，常见畏寒肢冷、夜尿多频，多以腰以下水肿明显，呈凹陷性水肿，随着水肿加重，可见尿少、蛋白尿，此时多为脾肾阳虚，阳虚失去温煦，则见寒冷之体征，阳虚失去气化，小便通调不利，则见水肿；阳虚失于固摄，精微下流，则见蛋白尿等。治以温补脾肾，化气行水，常选用药物如附子、桂枝、干姜、菟丝子、仙茅、淫羊藿、茯苓、白术、泽泻、猪苓、沙苑子、山药、补骨脂等。

若寒湿邪实或湿热邪结，则宜遵照寒则温散，热则凉清，湿邪运化的原则蠲除邪气以安正气。

在慢性肾炎的病程中，瘀血病理产物的瘀滞当受到重视，为久病多瘀、久病伤络，合理运用活血化瘀治则，对改善肾脏微循环，改善肾单位的缺血缺氧，改善肾小球的通透性和滤过率，清除肾小球基底膜免疫复合物都有重要的临床意义，常选用药物如丹参、赤芍、地龙、水蛭、泽兰、桃仁、红花等。

对血尿的治疗，与治疗蛋白尿相同，对血尿的治疗，一是凉血止血药物的应用，如小蓟、白茅根、侧柏叶、仙鹤草等；二是活血止血药物的应用，如茜草、三七、丹皮、赤芍、生地等。

对于慢性肾炎的治疗，要始终关注肾虚问题，慢性迁延必然致虚，故补肾在慢性肾炎的治疗全过程都要受到重视。若慢性肾病中体虚与水肿兼见，则以补脾肾与利水消肿并用；若本虚于脾肾、标实于水热毒瘀，则常用补脾肾，利水兼以化瘀解毒等法；若仅仅取"开鬼门""洁净府"，多可取一时之效，却不易巩固，易复发水肿；若利水太过，戕伐正气，脾肾愈虚，水肿愈难消除。故对肾病水肿，当根据体之强弱，正邪之微甚，分清主次，虚实兼顾，循证而治。

临证验案

例一：患者，女，39岁。

初诊：2018-02-06。诉：患慢性肾小球肾炎2年余。自述被诊为慢性肾小球肾炎2年余，多次住院治疗，症时轻时重，一直未愈，水肿基本消除，但血压不稳，蛋白尿、血尿一直存在。诊时患者面部虚浮，腰膝酸软，疲乏无力，畏寒肢冷，夜尿较频。小便常规：尿蛋白（++），潜血（++），红细胞为53.5μL，管型为12.3μL，病理管型为10.7μL，尿素氮为18.5mmol/L，血压为150/90mmHg。舌质淡，苔白，脉沉细。

辨证：脾肾阳虚，精微失摄。

治法：温补脾肾，固摄精微。

处方：附子12g，熟地15g，山萸肉15g，山药30g，枸杞子15g，续断30g，杜仲15g，金樱子15g，芡实15g，黄芪30g，白术15g，茯苓15g，刺五加15g，黄精15g，升麻12g，地龙12g，水蛭12g，丹参15g，大黄12g，益母草30g，泽泻15g，炙甘草6g。

7剂，水煎，每日1剂，分早晚服。

二诊：服用上方7剂后，腰膝酸软改善，自感身体有力，其他症状基本同前。舌质淡，苔白，脉沉细。

处方：附子12g，桂枝12g，熟地15g，山萸肉15g，山药30g，枸杞子15g，续断30g，杜仲15g，金樱子15g，芡实15g，黄芪30g，白术15g，茯苓15g，黄精15g，升麻12g，地龙12g，水蛭12g，丹参15g，大黄12g，泽泻15g，炙甘草6g。

10剂，水煎，每日1剂，分早晚服。

三诊：经上治感腰膝有力，畏寒肢冷缓解，仍眼睑水肿，夜尿较频。舌质淡，苔白，脉沉细。

处方：附子12g，桂枝12g，熟地15g，山萸肉15g，山药30g，枸杞子15g，续断30g，杜仲15g，金樱子15g，芡实15g，覆盆子15g，益智仁15g，黄芪30g，白术15g，茯苓15g，黄精15g，升麻12g，地龙12g，水蛭

12g，大黄 12g，炙甘草 6g。

10 剂，水煎，每日 1 剂，分早晚服。

四诊：自感腰膝有力，手足较温，眼睑肿消，夜尿减少。小便常规：尿蛋白（＋），潜血（＋），管型（－），红细胞为 13.3μL，肾功能检查：肌酐为 90μmol/L，尿素氮为 7.5mmol/L，血压为 140/90mmHg，舌质淡，苔白，脉沉细。

处方：服药效果明显，要求能较长时间服用，给予散剂冲服。附子 50g，熟地 120g，山萸肉 60g，山药 120g，枸杞子 60g，续断 120g，寄生 60g，金樱子 60g，芡实 60g，覆盆子 60g，益智仁 60g，黄芪 200g，白术 60g，茯苓 60g，黄精 60g，升麻 50g，地龙 50g，水蛭 50g，大黄 30g，杜仲 120g，赤芍 60g，丹参 120g，当归 60g，红花 60g，泽泻 60g，决明子 120g，炒槐花 120g，刺五加 60g，炙甘草 30g。

以上共为散剂，超微粉，每日 3 次，每次 9g，白开水冲服。

五诊：上方服用 2 个月，自感诸症悉除，小便常规（－）。肾功能检查：肌酐为 60μmol/L，尿素氮为 6.8mmol/L。舌质淡红，苔薄白，脉沉细。

处方：继续按四诊方制作散剂，超微粉，每日 3 次，每次 9g，白开水冲服。

1 年后告知，散剂共服 3 料。进行了几次尿液、血液化验检查，各项指标皆正常。

三、急性泌尿系统感染

辨证概述

急性泌尿系感染包括急性肾盂肾炎和急性尿路感染。急性肾盂肾炎又名急性上尿路感染，是由细菌（极少数可由真菌、原虫、病毒）引起的一侧或两侧肾盂和肾实质的炎性改变，起病急骤，临床见尿频、尿急、尿痛等尿路激惹症状和腰钝痛或疼痛，或肾区叩击痛，或伴有寒战、发热等全身感染症状，尿检白细胞增多和有白细胞管型，细菌检查阳性。本病可发生于各种年龄，但以育龄妇女最多见。

急性尿路感染指由细菌直接侵袭尿路引起的非特异性感染，包括肾盂肾炎、膀胱炎和尿道炎，而膀胱炎和尿道炎称为下尿路感染。本质好发于婚、育龄妇女和婴幼儿。临床表现为尿频、尿急、尿痛，排尿不畅或见血尿，下腹部不适等膀胱刺激症状，尿常规检查可见脓尿、血尿，尿培养尿菌阳性，可有发热、小腹痛等症状。单纯尿道炎少见，多数排尿时烧灼感显著，并有脓尿，尿道口有炎性分泌物，无全身中毒症状。

中医称之为"淋证"，临床辨证可分为湿热蕴结、热毒内蕴和膀胱湿热型。

（1）湿热蕴结型：尿频、尿急、尿痛，小便短赤或血尿，腰痛，大便秘结，舌红，苔黄腻，脉滑数。治宜清利湿热，利尿通淋。常用方剂：导赤散合八正散加减。

（2）热毒内蕴型：高热寒战，烦渴引饮，腰痛，小便频涩短赤或血尿，滴沥刺痛，舌红，苔黄腻，脉弦数有力。治宜清热解毒，利湿通淋。常用方剂：八正散合五味消毒饮加减。

（3）膀胱湿热型：尿频，尿急，尿痛，小便淋沥不畅，小便混浊黄赤，尿道灼热，小腹拘急胀痛，或恶寒发热，口干欲饮，舌红，苔黄，脉滑数。治宜清热解毒，利湿通淋。常用方剂：八正散加减。

若兼肾虚邪恋者，其证兼见头晕耳鸣，腰膝酸痛或伴低热盗汗，咽干唇燥，舌红、苔薄黄，脉细数。治宜滋阴补肾，兼清湿热。常用方剂：知柏地黄丸加减。

若兼肝郁气滞者，其证兼见胸胁胀满，善太息，甚或烦躁易怒，舌红、苔黄腻，脉弦数。治宜兼以疏肝理气。常用方剂：八正散合四逆散加减。

临证思维

泌尿系感染主要表现为尿频、尿急、尿痛、血尿，符合中医"淋证"范畴，对该病的诊断，除临床表现，尿液检验血尿及白细胞增多则是重要诊断依据。对该病的治疗，着眼点应以外邪入侵和湿热蕴结为辨证思维，清热解毒和清利湿热、利尿通淋则为治疗原则，在选方用药上则有其特异性，也就现代所说的靶向，其清热解毒并非金银花、连翘、蒲公英、地丁、野菊花之属，而重点选用萹蓄、瞿麦、竹叶、车前草、白茅根、灯芯草、柴胡、黄芩、黄柏等具有清热解毒、利湿通淋功效相兼的药物。

若形成慢性病程，则常兼见阴虚内热，肾府受累的症情，可表现腰痛膝软、小便阻滞、手足心热等，这时养阴清热、补肾壮腰为治则，常选用黄柏、知母、生地、地骨皮、川断、寄生、鸡血藤、牛膝、山萸肉、竹叶、灯芯草、川木通、泽泻、白茅根等药物。

对泌尿系感染症状的治疗要一鼓作气，争取短时间内痊愈，若治疗不及时，则易转向缓慢过程，给治疗带来麻烦，饮食上要嘱患者忌食辛辣、油炸、烧烤等食物。

临证验案

例一：患者，女，38岁。

初诊：2019-03-18。诉：腰痛伴尿频、尿痛半个月余，自述半个月前发热、身痛、咽喉肿痛，自服抗感冒药物，体温下降，但感腰痛伴尿频，尿道痛，在某院确诊为"急性肾盂肾炎"，给予抗感染治疗，症缓解，但仍未痊愈。诊时腰呈坠痛和胀痛感，小便频涩伴热痛，心烦，口干，白带量多，色黄。检查：体温正常，双肾叩击痛（+），尿液化验，尿蛋白（+-），白细胞（++++），红细胞（++）。舌质红，苔黄厚，脉弦细。

辨证：肾虚湿热。

治法：补肾泻火，清利湿热。

处方：黄柏12g，知母15g，生地15g，山萸肉10g，山药15g，泽泻15g，茯苓15g，丹皮12g，车前草30g，竹叶15g，白茅根30g，灯芯草6g，萹蓄15g，瞿麦15g，金银花15g，甘草6g。

7剂，水煎，每日1剂，分早晚服。

二诊：服上方7剂后，腰痛、尿频、涩、热、痛明显好转，但仍感排尿不畅，尿色赤黄，心烦，白带量多色黄。化验小便常规：白细胞（+）、红细胞（+/-）、蛋白（-）。舌质淡，苔薄黄，脉弦。

处方：黄柏12g，知母15g，生地15g，山萸肉10g，山药15g，泽泻15g，茯苓15g，丹皮12g，栀子12g，车前草30g，竹叶15g，川木通6g，大血藤15g，灯芯草6g，甘草6g。

7剂，水煎，每日1剂，分早晚服。

三诊：经治诸症悉除，小便常规化验（-）。

处方：六味地黄丸善后，并嘱避风寒，保持心情舒畅，平素多饮水。

例二：患者，女，42岁。

初诊：2020-01-07。诉：尿血伴尿急、尿频、尿痛，小腹隐胀3天。自述近因劳累上火，突然尿血，尿频、尿急、尿痛，以往曾有过此病史，皆服用中药而愈。体温为37.4℃，小腹隐胀疼痛，小便频急涩痛。检查：小腹压痛。小便常规：红细胞（++++）、白细胞（+++）。舌质红，苔黄，脉弦细数。拟诊为急性膀胱炎（淋证）。

辨证：湿热下注，热伤血络。

治则：清利湿热，利尿通淋。

处方：竹叶15g，生地15g，川木通6g，灯芯草6g，萹蓄15g，瞿麦15g，滑石15g，车前草30g，白茅根30g，金银花15g，鱼腥草12g，甘草6g。

5剂，中药配方颗粒，每日1剂，分早晚水冲服。

二诊：经服用上方5剂后，体温正常，尿频急涩痛明显缓解，尿色黄。小便常规：红细胞（+），白细胞（+）。舌质红，苔薄黄，脉弦细。

处方：竹叶15g，生地15g，川木通6g，甘草6g，萹蓄15g，瞿麦15g，车前草 30g, 白茅根 30g, 泽泻 15g, 茯苓 15g。

5 剂, 中药配方颗粒, 每日 1 剂, 分早晚水冲服。

三诊: 经上治, 诸症悉除, 小便化验 (−)。舌质淡红, 苔薄白, 脉弦细。

处方: 竹叶 15g, 生地 15g, 川木通 6g, 甘草 6g, 山药 15g, 茯苓 15g, 黄芪 12g。

5 剂, 中药配方颗粒, 每日 1 剂, 分早晚水冲服。

四、泌尿系统结石

辨证概述

泌尿系结石又称尿石症, 是指在泌尿系统中 (包括肾、输尿管、膀胱、尿道等处) 有晶体块形成和停滞。本病多见于 20~40 岁, 男女之比为 4.5 : 1。临床主要表现为腰腹部疼痛、尿血、排尿困难等, 结合 X 线、B 超、CT 等检查, 多数可确诊。血液、尿常规等实验室检查可帮助了解有无感染、出血及肾功能的损害程度。中医称本病为"石淋""腰痛"。临床主要辨证分为下焦湿热砂石蕴结、气滞血瘀砂石蕴结、脾肾两虚砂石蕴结、阴虚火旺砂石蕴结 4 个证型。

（1）下焦湿热砂石蕴结型: 小便急迫涩痛难忍, 小便短数灼热, 尿色黄赤或夹有大量血尿, 尿中夹有细碎砂石, 甚至排尿中断, 舌红, 苔黄腻, 脉滑数。治宜清热利湿, 通淋排石。常用方剂: 石韦散加减。

（2）气滞血瘀砂石蕴结型: 其证兼见腰部刺痛, 少腹胀满或疼痛, 痛位固定, 不便滴沥不畅, 尿血或有血块, 舌暗红或有瘀点, 苔薄白, 脉涩。治宜兼以活血化瘀排石。常用方剂: 沉香散合桂枝茯苓丸加减。

（3）脾肾两虚砂石蕴结型: 其证兼见腰背酸痛, 足膝软弱无力, 纳食欠佳, 小便频数, 排尿不畅, 大便溏, 舌淡, 苔白, 脉细无力。治宜兼以补肾健脾排石。常用方剂: 参芪地黄汤合石韦散加减。

（4）阴虚火旺砂石蕴结型: 腰部隐痛, 小便涩滞或有血丝, 伴面色潮红, 耳鸣, 五心烦热, 舌质红, 少苔, 脉细数。治宜滋阴降火排石。知柏地黄汤合石韦散加减。

临证思维

泌尿系结石常隐匿发病, 常在健康查体中被发现, 或患者突然表现腰腹疼痛, 伴有血尿而受到临床医生的重视。若临床上表现有症状, 往往是结石, 活动引起肾绞痛, 查尿可有血尿, 这时因势利导进行治疗, 可以收到排石的良好效果。

中医对泌尿系统结石的治疗，总的原则是利、排、溶、消为大法，所谓"利"就是通过利尿助排的思维，以使结石在尿液的压力及地心引力下达到排石，在治疗中应用具有利尿的药物，如泽泻、木通、通草、石韦、茯苓、猪苓、车前子、竹叶、灯芯草等，并嘱患者多饮水，进行跳跃活动，以利水道而达到排石的目的。"排"就是排石之意，排石的治疗从两方面考虑，一是舒畅通路，尤其是结石嵌顿在输尿管，引起输尿管痉挛，不利结石排出，其治疗以缓急解痉为重，常选用药物如地龙、牛膝、白芍、桂枝等；二是化瘀破结，通过活血化瘀散结以修复损伤的输尿管，以利输尿管的舒缩度，常选用药物如桃仁、赤芍、丹参、三棱、莪术等。"溶、消"就是溶石、消石，达到结石大化小、由小化了的目的，同时消除产生结石的隐患，这对于消除肾结石能够起到很好的效果，常选药物如芒硝、火硝、皮硝、硼砂、海金沙、鸡内金、滑石、核桃仁等。

对于泌尿系结石的治疗主要是以辨病与辨证相结合，主要是依靠现代检验检查获得准确信息，有的放矢地治疗，辨证主要是辨体质、辨饮食，以辨证用药和生活指导，对治疗和预防都具有重要意义。

临证验案

案例：患者，男，47岁。

初诊：2018-07-12。诉：腰痛、腹痛，阵发性加重5天。诊时患者痛苦面容，以腹痛、腰痛，呈绞痛难忍，伴恶心呕吐，曾自行服用止痛药物未效。检查：左侧腰部叩击痛（+），左侧腹压痛。B超：左侧输尿管中上段可见0.6cm×0.4cm强回声后伴声应，上端可见输尿管扩张，提示左侧输尿管结石并输尿管上端积水。小便常规：红细胞（++）。舌质红，苔白厚，脉弦紧。诊为泌尿系统结石（输尿管中上段，石淋）。

辨证：湿热蕴结，化为砂石。

治则：清利湿热，活血散瘀，通淋排石。

西药处方：10%的葡萄糖加入25%的硫酸镁15mL，静脉滴注3天。

中医处方：石韦15g，地龙15g，泽泻15g，鸡内金15g，海金沙15g，怀牛膝15g，滑石15g，通草6g，白茅根30g，小蓟12g，车前草30g，桃仁12g，芒硝4g，火硝4g，硼砂4g，冬葵子15g，三棱15g，莪术15g，白芍15g，川楝子10g，炙甘草6g。

7剂，水煎，每日1剂，分早晚服。

二诊：经服上剂后，腰腹痛止，自感无明显不适，告知患者结石不排出，其症随时可发作。动员患者坚持服中药以达到排石，患者同意继续服药。

处方：怀牛膝15g，地龙15g，鸡内金15g，海金沙15g，石韦15g，泽泻 15g, 通草 6g, 茯苓 15g, 芒硝 4g, 火硝 4g, 硼砂 4g, 桃仁 15g, 车前子 15g, 滑石 15g, 三棱 15g, 莪术 15g, 赤芍 15g, 炙甘草 6g。

7剂，水煎，每日 1 剂，分早晚服。

嘱患者多饮水，做跳跃运动。

三诊：服上方，饮水后运动，小便量增加、通畅，尿色清。舌质淡红，苔白，脉弦。

处方：二诊方继续服用 14 剂，煎服同上。

四诊：小便有阻挡感，继有两块尿渣排出，尿道口疼痛。B 超：双肾及输尿管无异常发现，小便常规（－）。舌质淡，苔薄白，脉弦。

处方：怀牛膝 15g, 地龙 15g, 鸡内金 15g, 海金沙 15g, 核桃仁 30g, 桃仁 15g, 泽泻 15g, 通草 6g, 灯芯草 6g, 竹叶 15g, 生地 15g, 石韦 15g, 车前子 15g, 滑石 15g, 炙甘草 6g。

7剂，水煎，每日 1 剂，分早晚服。

嘱平时多饮水，多运动。

第五节　内分泌代谢性疾病

一、糖尿病

辨证概述

糖尿病是由于胰岛素绝对或相对分泌不足和胰高血糖素活性增高所引起的内分泌代谢障碍性疾病，可分为 1 型和 2 型两种，前者多见于青少年，后者多见于成年人，发病率随年龄增长而升高，目前临床以 2 型多见。临床可见多食、多饮、多尿、消瘦或肥胖、疲乏无力等症状，实验室检查见血糖耐量降低，血糖、尿糖升高，胰岛素释放试验异常，葡萄糖耐量降低等。久病者常伴发心、脑、血管、肾、眼底、神经、皮肤病变，易并发化脓性感染、尿路感染、肺结核等。严重时或应激时可发生酮症酸中毒、高渗性昏迷、乳酸酸中毒而危及生命。中医称本病为"消渴"，临床辨证可分为肺胃燥热、气阴两虚、阴阳两虚、瘀血阻滞 4 个证型。

（1）肺胃燥热型：烦渴多饮，饮不解渴，消谷善饥，口干舌燥，尿频量多，大便秘结，舌红，苔黄，脉滑数或弦细数。治宜养阴润肺，清胃增液。常用方剂：白虎加人参汤加减。

（2）气阴两虚型：口干舌燥，渴不多饮，形体消瘦，视物模糊，疲乏无力，气短懒言，舌淡红，少苔。脉细数无力。治宜益气生津，滋阴补肾。常用方剂：

生脉散合六味地黄丸加减。

（3）阴阳两虚型：尿浊如脂而量多，甚至饮一溲一，消瘦明显，头晕耳鸣，腰膝酸软，畏寒肢冷，阳痿，面色灰暗，舌淡红，苔白滑，脉沉细无力。治宜温阳补肾，阴阳两调。常用方剂：金匮肾气丸加减。

（4）瘀血阻滞型：面色晦暗或黧黑，肌肤甲错，口干不欲饮，多食善饥，小便频而不畅，手足麻木，或见半身不遂，心悸健忘，舌质紫暗或有瘀斑，脉涩。治宜益气活血，化瘀通络。常用方剂：补阳还五汤加减。

临证思维

一般临床治疗糖尿病主要指 2 型糖尿病，这是个现代病，发病率在提高，临床上可表现多饮、多食、多尿和消瘦，但大多数患者无"三多一少"表现，相反肥胖者发病增多，由于很多患者糖尿病的特异症状表现不突出，在诊断上则由检验中发现，故中医以"消渴"为诊断，只是特有的病名，而不能代表相应的病情。

本病病因是胰岛素绝对或相对分泌不足，故本病属内分泌疾病，而且糖尿病又与高脂血症密切相关，患者在就诊时常因检验结果异常而求治，有相当一部分人成为无证可辨者，但细究其证，皆可发现与之相关的症状体征，如肥胖者伴高脂血症，符合中医"痰病"范畴，此患者多伴头晕、精力不足，常感迷糊，属痰浊内蕴，其治当化痰浊、清血道，常选用药物如陈皮、半夏、茯苓、泽泻、荷叶、桑叶、苍耳子、胆南星、苍术、赤芍、丹参、浙贝母、三棱、莪术等。再如有患者自感疲劳乏力、精神萎靡、气短懒言等，符合中医"虚劳"范畴，属气虚，其治当以益气为主，兼以养血，常选用药物党参、人参、黄芪、黄精、仙鹤草、刺五加、当归、熟地、白芍、龙眼肉等。

对于临床表现口干渴、小便频多、易饥消瘦者，符合中医"消渴"范畴，当属阴虚津伤，脾肾亏虚。治应养阴生津，健脾补肾，常选用药物如沙参、麦冬、石膏、知母、五味子、白茅根、天花粉、玉竹、石斛、人参、白术、茯苓、熟地、山萸肉、山药等。

对于糖尿病并发症，如眼底病变、肾病、神经血管病变等，则属糖尿病变证，按变证所涉及的专病辨治。

总的来说，糖尿病的辨治思路以补脾肾、生津液、化瘀滞、祛痰浊、解糖毒为主要治则，既可一法为重，兼以他法，亦可诸法同施。但值得关注的是降糖与化瘀药物的应用，对巩固疗效，延缓并发症具有重要的临床意义。

具有降糖作用的中药主要是基于现代药物学的研究，在辨证选方遣药的基础上加入具有降糖作用的药物常收到理想效果，常选用药物如苍耳子、黄连、沙参、天花粉、五味子、知母、葛根、生地、桑叶、芦根等。

活血化瘀药物的应用，主要基于两点认识，一是血糖对血管的毒性作用，引起动脉硬化甚至闭塞，进而引起静脉炎症及血栓，造成心脏血管疾病及四肢周围血管病变；二是胰岛的缺血缺氧，使胰岛功能下降，胰岛素分泌不足，有效地改善胰岛血液供应，会延缓糖尿病的发病进程，所以，活血化瘀对糖尿病有着特殊的防治意义，常选用药物如丹参、赤芍、三棱、莪术、桃仁、红花、土元、水蛭、三七等。

对糖尿病者应用西药降糖药之后，有时血糖降得不理想，这时提倡在辨证的基础上重点加用具有降糖作用的药物苍耳子、黄连（剂量一般为20~30g）、丹参联合应用，会起到很好的促进降糖效果。如果应用降糖药物，血糖控制尚理想，但临床症状解决不好，这时需要的是发挥中医辨证的特色优势，就能很好地解决临床症状问题，辨证论治不仅是要辨症状，还要辨体质、辨饮食，做好生活指导。

临证验案

例一：患者，男，48岁。

初诊：2019-08-23。诉：患糖尿病3年余，自述查体发现血糖增高，血脂增高，化验小便（-），被诊为"早期2型糖尿病"，给予降糖降脂药物治疗，但血糖下降不理想。化验：血糖为8.2mmol/L，总胆固醇为6.7mmol/L，甘油三酯为2.8mmol/L，伴乏力，口微干欲饮，头晕胸闷。舌质淡红，苔白稍腻，脉沉细。

辨证：痰瘀互结。

治法：祛瘀化浊。

处方：当归15g，赤芍15g，川芎15g，生地15g，葛根30g，半夏10g，天麻15g，丹参30，厚朴15g，苍耳子12g，黄连18g，决明子30g，炒槐花30g，胆南星6g，黄精15g，甘草6g。

7剂，水煎，每日1剂，分早晚服。

降糖、降脂药继服。

二诊：服上方7剂后，自感乏力缓解，但仍头晕胸闷。舌质淡，苔白稍腻，脉沉缓。

处方：当归15g，赤芍15g，川芎15g，生地15g，葛根30g，半夏10g，天麻15g，丹参30，厚朴15g，苍耳子12g，黄连18g，决明子30g，荷叶12g，胆南星6g，红曲15g，甘草6g。

7剂，水煎，每日1剂，分早晚服。

三诊：经以上治疗，自感诸症皆有好转，监测血糖为7.0mmol/L，总胆固醇为6.7mmol/L，甘油三酯为2.0mmol/L。舌质淡红，苔白，脉沉细。

处方：当归15g，赤芍15g，川芎15g，生地15g，葛根30g，丹参30g，苍耳子12g，黄连18g，决明子30g，荷叶12g，胆南星6g，红曲15g，甘草6g。

7剂，水煎，每日1剂，分早晚服。

四诊：经治血糖稳定，自测血糖为6.7mmol/L，无自觉不适症状。舌质淡红，苔白，脉沉细。

处方：生地15g，葛根30g，丹参30g，苍耳子12g，黄连18g，决明子30g，红曲15g，甘草6g。

14剂，水煎，每日1剂，分早晚服。

五诊：自测血糖为6.7~5.8mmol/L，无不适症状，西医方案降糖降脂药服用不变，以求中药巩固。舌质淡红，苔薄白，脉沉细。

处方：四诊方嘱服半个月停7天，连服2个月，并嘱饮食控制，加强运动。

半个月后告知，自此血糖稳定在理想水平，血脂亦降至理想水平。

例二： 丛某，女，52岁。

初诊：2019-07-23。诉：确诊糖尿病3年余，一直服用降糖药物，血糖控制尚可，但近1年来口渴加重，治疗效果不佳。诊时述口渴欲饮，喝水量多，但不解渴，伴尿频，腰膝酸软，耳鸣头晕，视力减退。检查：血糖为7.3mmol/L，尿糖（+）。舌质淡红，舌苔薄，脉沉细。

辨证：肾虚津亏。

治法：益肾滋水。

处方：麦冬15g，五味子10g，熟地15g，山萸肉15g，山药30g，生地15g，葛根30g，知母12g，枸杞子12g，菊花12g，决明子15g，桑寄生15g，丹参15g，苍耳子12g，黄连15g，甘草6g。

7剂，水煎，每日1剂，分早晚服。

二诊：服上方7剂后，口渴微减，但仍需大量喝水，尿频清长，余症仍在。舌质淡红，苔薄，脉沉细。

处方：麦冬15g，五味子10g，熟地15g，山萸肉15g，山药30g，生地15g，知母12g，枸杞子12g，决明子15g，桑寄生15g，益智仁15g，覆盆子15g，丹参15g，苍耳子12g，黄连15g，甘草6g。

7剂，水煎，每日1剂，分早晚服。

三诊：经上治口渴大减，饮水明显减少，尿频明显缓解，腰膝酸软好转，但耳鸣仍在。舌质淡红，苔薄，脉沉细。

处方：麦冬15g，五味子10g，熟地15g，山萸肉15g，山药30g，生地15g，知母12g，枸杞子12g，桑寄生15g，覆盆子15g，磁石20g，丹参15g，苍耳子12g，黄连15g，甘草6g。

10 剂，水煎，每日 1 剂，分早晚服。

四诊：除耳鸣仍在，其他诸症悉减，自感精神清爽。舌质淡红，苔薄白，脉沉细。

处方：麦冬 15g，五味子 10g，熟地 15g，山萸肉 15g，山药 30g，生地 15g，沙参 15g，枸杞子 12g，桑寄生 15g，覆盆子 15g，磁石 20g，丹参 15g，苍耳子 12g，赤芍 15g，龙胆 12g，甘草 6g。

10 剂，水煎，每日 1 剂，分早晚服。

五诊：述仍耳鸣，余症基本消除，血糖为 6.5mmol/L，尿糖（－）。舌质淡红，苔薄白，脉沉细。

处方：六诊方继服 10 剂，煎服法同前。

例三：患者，女，63 岁。

初诊：2018-12-13。诉：口干欲饮，饮不解渴 3 个月余。述患糖尿病史 5 年余，常规注射胰岛素治疗，一度血糖控制较理想，但近半年来胰岛素剂量增加 24U，口服二甲双胍，但血糖仍难控制，一般为 8.3~7.8mmol/L，近 3 个月口干明显，饮水不解渴。诊时口干欲饮，饮不解渴，伴心烦燥热，小便频多，手足麻木感。检查：血糖为 8.2mool/L，尿糖（＋）。舌质红，少苔，脉细涩。

辨证：肺肾阴虚，内热伤津。

治法：润肺滋肾，清热生津。

处方：沙参 15g，麦冬 15g，玉竹 30g，花粉 12g，生地 15g，石膏 30g，知母 15g，金樱子 15g，益智仁 15g，山药 15g，熟地 15g，丹参 15g，僵蚕 12g，甘草 6g。

7 剂，水煎，每日 1 剂，分早晚服。

二诊：服上方 7 剂后，口渴明显缓解，心烦躁热减轻，小便频次减少。舌质红，少苔，脉细涩。

处方：沙参 15g，麦冬 15g，玉竹 30g，花粉 12g，生地 15g，石膏 30g，知母 15g，金樱子 15g，益智仁 15g，熟地 15g，丹参 15g，僵蚕 12g，赤芍 15g，地龙 12g，鸡血藤 30g，甘草 6g。

10 剂，水煎，每日 1 剂，分早晚服。

三诊：经上治，诸症皆有缓解，口渴少饮，小便基本正常，手足麻木减轻，但血糖仍不稳定，为 7.1~8.0mmol/L，尿糖（＋＋）。舌质红，少苔，脉细涩。

处方：沙参 15g，麦冬 15g，五味子 10g，石斛 15g，生地 15g，膏 30g，知母 15g，丹参 15g，僵蚕 12g，苍耳子 12g，黄连 18g，赤芍 15g，地龙 12g，山药 30g，山萸肉 15g，甘草 6g。

10剂，水煎，每日1剂，分早晚服。

四诊：诸症进一步缓解，口不渴，心烦燥热除，监测血糖为6.8~7.3mmol/L，尿糖（－）。舌质红，苔薄，脉细。

处方：沙参15g，麦冬15g，五味子20g，石斛15g，生地15g，山药15g，山萸肉15g，丹参30g，僵蚕12g，苍耳子12g，黄连18g，赤芍15g，地龙12g，黄芪18g，甘草6g。

10剂，水煎，每日1剂，分早晚服。

五诊：诸症悉减，手足麻木明显减轻，监测血糖为5.8~6.5mmol/L，尿糖（－），胰岛素用量减至18~20U。舌质红，苔薄白，脉细。

处方：沙参15g，麦冬15g，五味子10g，石斛15g，山药15g，山萸肉15g，熟地15g，丹参30g，僵蚕12g，苍耳子12g，黄连18g，地龙12g，黄芪18g，甘草6g。

10剂，水煎，每日1剂，分早晚服。

二、痛风性关节炎

辨证概述

痛风性关节炎是由于嘌呤代谢紊乱导致血尿酸持续增高，在周围组织引起的炎症反应。尿酸盐沉积在关节软骨处引起软骨的退行性变化，可发展为关节僵硬和畸形。本病可分为原发性和继发性两大类。原发性者病因除少数由酶缺乏引起外，大多尚未阐明；继发性者可由肾病、血液病等多种原因引起。临床上本病可分为急性和慢性，急性痛风性关节炎以夜间突然发作的单关节（常见于踇趾及第一跖趾关节）红肿热痛为特点，关节炎以发作的第一天最重，可伴有发热、头痛、血沉增快、外周血白细胞增多等全身症状，病情可以自限，一般持续3~5天，最长2周。慢性痛风性关节炎可见多关节受累，发作较频、缓解期缩短，甚至发作后关节疼痛也不缓解，耳郭、跖趾、指间和掌指关节等处可有痛风石形成，关节可有畸形和活动受限，X线检查见关节处骨缘破坏，关节面不规则，关节间隙狭窄，软骨下骨内及骨髓内均可见痛风石沉淀，骨质呈穿凿样缺损。本病属中医"痹证""历节"范畴。临床辨证可分为寒湿入络、湿热痹阻、痰浊瘀滞、肾虚顽痹4个证型。

（1）寒湿入络型：病变关节肿痛，屈伸不利，且有麻木冷痛感，得热痛减，遇寒痛剧，局部皮色青白或紫暗，触之不热，关节活动受限，苔白腻，脉弦紧。治宜散寒除湿，祛风通络。常用方剂：桂枝附子汤合桃红饮。

（2）湿热痹阻型：痛风急性发作，多在夜间突发关节红肿热痛，屈伸不利，关节附近可有痛风石，可伴发热口干，便秘尿赤，舌红，苔黄腻，脉滑数。治宜清热除湿，通络止痛。常用方剂：四妙丸加减。

（3）痰浊瘀滞型：痛风反复发作，局部关节肿胀疼痛，僵硬或畸形，皮下硬结，呈紫暗色，或皮肤破溃，流出黏稠液，舌淡紫，苔白厚腻，脉沉滑或濡缓。治宜健脾燥湿，泄浊祛瘀。常用方剂：导痰汤合桂枝茯苓丸。

（4）肾虚顽痹型：痛风病久，顽痹不除，病损关节肿胀畸形，僵硬，屈伸不利，持续作痛，痛势不著，伴头晕，腰膝酸软，形寒怕冷，舌淡紫，苔白略腻，脉沉细涩。治宜温经助阳，滋补肝肾。常用方剂：补肾蠲痹丸加减。

临证思维

痛风是现代疾病中的发病，该病具有特异性特征，就是突发关节肿痛，经化验尿酸增高，且具有特异的地域和生活习惯特征，如沿海地区可高发，或长期食用高嘌呤饮食造成嘌呤代谢紊乱而发病。在中医临床中，由于人们对中医治疗该病的认识有广泛的共识，且由于西药的副作用突出，故较多患者选择了中医中药治疗。

由于该疾病属现代疾病，中医对该病的病因认识缺乏文献记载，仅是根据临床表现纳入"痹证""历节"的范畴，若以风寒湿邪合而为痹之说，痛风病致病因则当有新说。

痛风在急性期体征表现为关节红肿热痛，虽然可侵犯多个关节，但最常见于踇趾及第一跖趾关节，在急性期给予中医药治疗及合理的生活指导，对本病有着很好的可防可控效果，常可阻止转为慢性，累及关节变形。

在中医辨证中，痛风的主要病因病机为湿浊痹阻、尿酸之毒邪蕴结于关节，其治法主要是从化湿浊、清湿热、降尿酸入手。中医认为尿酸属湿浊之邪毒，若留于关节，滞而不去，必化热成痹，故化湿清热、降毒通利关节，就为治疗痛风性关节炎的总体原则。常选用药物如黄柏、薏苡仁、牛膝、木瓜、土茯苓、萆薢、忍冬藤、青风藤、羌活、独活、生地、赤芍、秦艽、防己、滑石等。

在治疗痛风性关节炎时，在辨证论治基础上，选择有特异性降尿酸的药物应用，能够收得事半功倍的效果，常选用药物如威灵仙、豨莶草、防己、青风藤、泽泻、萆薢、土茯苓等。

对痛风性关节炎的治疗和预防，正确的生活饮食指导十分重要，嘱患者清淡饮食，少食或不食高嘌呤食物饮品（如海鲜产品，尤其是贝壳类）、动物内脏（尤其是肝、肠等）、羊肉汤、啤酒等。

临证验案

案例：患者，男，42岁。

初诊：2019-08-03。诉：右足跖趾关节红肿、疼痛5天。述经查体检验血尿酸增多，1个月来喝啤酒较频，食用小海鲜，5天来突发右足第一跖趾关节红肿疼痛，被诊为"痛风性关节炎"，服用秋水仙碱因腹泻严重而停服。诊时见右足第一跖趾关节红肿，行走受限，按之疼痛甚剧，检验血尿酸 625μmol/L。舌质红，苔黄厚腻，脉弦滑。

辨证：湿热蕴结，浊血阻络。

治法：清热化湿泻浊。

处方：黄柏12g，牛膝15g，苍术15g，车前子15g，薏苡仁30g，土茯苓15g，萆薢15g，茯苓15g，威灵仙18g，豨莶草15g，桃仁12g，赤芍15g，青风藤30g，忍冬藤30g，滑石15g，甘草6g。

7剂，水煎，每日1剂，分早晚服。

二诊：服上方7剂后，疼痛明显缓解，红肿减轻，但仍行走不利。舌质红，苔黄稍腻，脉弦滑。

处方：黄柏12g，牛膝15g，木瓜30g，薏苡仁30g，土茯苓15g，萆薢15g，威灵仙18g，豨莶草15g，桃仁12g，赤芍15g，青风藤30g，甘草6g。

7剂，水煎，每日1剂，分早晚服。

三诊：经上治疗，右足第一跖趾关节肿痛基本消除，行走稍痛，测血尿酸 523μmol/L。舌质淡红，苔薄黄，脉弦。

处方：土茯苓15g，萆薢15g，薏苡仁30g，威灵仙18g，豨莶草15g，茯苓15g，青风藤30g，泽泻15g，赤芍15g，甘草6g。

10剂，水煎，每日1剂，分早晚服。

四诊：述诸症悉除。舌质淡，苔薄黄，脉弦。

处方：土茯苓15g，萆薢15g，薏苡仁30g，威灵仙18g，豨莶草15g，防己12g，秦艽15g，青风藤30g，桃仁12g，赤芍15g，泽泻18g，甘草6g。

10剂，水煎，每日1剂，分早晚服。

五诊：述感良好，检测血尿酸328μmol/L，嘱饮食结构，少食嘌呤高饮食，适当健身运动。

第六节　血液系统疾病

一、过敏性紫癜

辨证概述

过敏性紫癜是一种血管变态反应性、出血性疾病，其主要的临床表现为皮肤紫癜、黏膜充血、关节炎、腹痛、肾炎等。临床辨证可分为皮肤型、腹型、关节型、肾型、混合型和少见类型，以皮肤型为多见。本病以儿童和青少年较多见，临床上起病方式不一，多数一般在发病前 1~3 周有上呼吸道感染史，并有全身不适、倦怠乏力、发热和食欲不振等前驱症状，继之出现皮肤紫癜，少数患者在紫癜出现前先有关节痛、腹痛、腰痛或黑便血尿等。血液学检查：血小板计数、出血时间和凝血时间均正常，本病中医称为"肌衄""紫癜风""葡萄疫"等，临床辨证可分为风热搏结、热盛迫血、脾虚失统 3 个证型。

（1）风热搏结型：皮肤斑疹色红，压之不褪色，扪之碍手，四肢尤甚，瘙痒，苔白或黄，脉浮数有力。治宜疏风清热，解毒凉血。常用方剂：银翘散合清营汤加减。

（2）热盛迫血型：皮肤紫癜成片，色深紫，继则渐转紫黯，重者可见咳、吐、便（尿）血，发热，口渴便秘，舌质红，苔黄，脉弦数。治宜清热解毒，凉血止血。常用方剂：化斑汤合黄连解毒汤加减。

（3）脾虚失统型：皮肤紫斑，色淡，面色白，纳差，便溏或黑便，肢倦乏力，舌质淡，苔薄白，脉细弱。治宜益气摄血，健脾养血。常用方剂：归脾汤加减。

临床思维

过敏性紫癜常见皮肤紫癜，肉眼可见皮下出血，故中医称之为"肌衄"，因其可泛发全身，可有瘙痒，故又称为"紫癜风"。肾性紫癜则是通过现代检验而诊断，故对本病的诊断不仅要通过皮肤表现，还要详细问诊及进行血液、尿液的检验。在过敏性紫癜的治疗上，中医辨证思维清晰，风、热、虚和特秉性体质就构成了该病的审因论治的要素。风善行数变，具有较高的致敏性，凡过敏性疾病，无不与风邪有着千丝万缕的联系；风邪易合邪为病，当风与热相合，袭肤入血伤络，则易发紫癜，虚与特秉质体质是过敏性紫癜的又一致病特点，由于体质特异，营卫之气虚弱失调，卫外之力下降，营内之功不足，极易风邪外袭于卫，热邪内伤于营，发为紫癜。

在治疗上，总的原则是疏风清热、凉营止血、益气养阴。疏风清热在于祛邪而降低特秉质之敏感性，常选用药物如防风、荆芥、蝉蜕、金银花、连翘、石膏、知母等；凉营止血，在于使妄行之血归于本位，而修复受损之络，常选用药物如小蓟、白茅根、茜草、生地、丹皮、赤芍、仙鹤草、侧柏叶、水牛角、三七等；益气养阴在于扶正固摄而提升自身防御和修复能力，常选用药物如黄芪、当归、麦冬、山药、生地、地骨皮、太子参、五味子、乌梅等。

对过敏性紫癜经治疗稳定后，少有新的紫癜再发，陈旧紫癜吸收较迟，这时适当应用养血活血药物，使风热之邪无所匿伏，受伤之血络加快修复，以加强疗效，防止复发，常选用药物如当归、白芍、川芎、丹参、生地、赤芍等。

适当休息，减轻活动量，调整饮食忌宜，也是治疗过敏性紫癜的重要部分。

临床验案

案例：患者，男，18岁。

初诊：2020-03-13。诉：皮肤紫癜半个月余。半个月来无明显诱因发现皮肤紫癜，以双下肢分布较多，在某院诊为"过敏性紫癜"，给予激素与抗过敏药物治疗，因担心药物的副作用而求中医诊疗。诊时双下肢皮肤满布紫癜，以小腿为甚，不高起皮肤，压之不褪色，伴下肢沉、乏力，皮肤稍感瘙痒，无腹痛、关节痛。检查血常规，红细胞、白细胞、血小板各项分类均在正常范围内。小便常规（－）。舌质红，苔白，脉数。

辨证：风热犯肤，热劫血络。

治法：疏风、散热、凉血。

处方：防风12g，荆芥炭12g，柴胡10g，石膏20g，知母12g，蝉蜕10g，白鲜皮12g，地肤子12g，茜草12g，侧柏叶12g，生地12g，地骨皮12g，仙鹤草15g，紫草12g，水牛角15g，甘草6g。

7剂，水煎，每日1剂，分早晚服。

二诊：服上方7剂后，紫癜有所吸收，暗紫色变淡，少量新鲜出血点，皮肤无痒感，仍有肢沉乏力。舌质淡红，苔白，脉浮。

处方：防风12g，荆芥炭12g，柴胡10g，乌梅炭10g，五味子10g，蝉蜕10g，茜草12g，侧柏叶12g，生地12g，仙鹤草15g，水牛角15g，赤芍15g，黄芪15g，炒白术15g，炙甘草6g。

7剂，水煎，每日1剂，分早晚服。

三诊：经上治疗，大片紫癜消退，并大部分吸收，但仍有新鲜出血点，以小腿内侧较明显，散在分布。舌质淡红，苔白，脉浮。

处方：防风12g，荆芥炭12g，蝉蜕10g，茜草12g，侧柏叶12g，生地15g，仙鹤草15g，小蓟12g，石膏20g，知母12g，水牛角15g，赤芍15g，黄芪15g，炒白术15g，炙甘草6g。

10剂，水煎，每日1剂，分早晚服。

四诊：感肢沉乏力明显改善，双下肢仍有小量小点状出血点。舌质淡红，苔薄白，脉浮。

处方：防风12g，荆芥炭12g，茜草12g，侧柏叶12g，生地15g，仙鹤草15g，小蓟12g，丹皮12g，炒栀子12g，水牛角15g，赤芍15g，黄芪15g，炒白术15g，炙甘草6g。

10剂，水煎，每日1剂，分早晚服。

嘱适当休息，避免剧烈运动。

五诊：近来再发现新的出血点，以往皮肤紫癜亦基本吸收，无明显不适体征。舌质淡红，苔薄白，脉浮。

处方：当归12g，生地15g，茜草12g，仙鹤草15g，丹皮12g，赤芍15g，水牛角15g，黄芪15g，炒白术15g，防风12g，炙甘草6g。

10剂，水煎，每日1剂，分早晚服。

第七节　风湿性疾病

一、风湿性关节炎

辨证概述

风湿性关节炎是一种与溶血性链球菌感染有关的变态反应性疾病，属于全身性结缔组织炎症，是风湿热的主要表现之一。其特点是起病急，急性期发热，出汗显著，并见四肢大关节局部出现红、肿、热、痛，呈游走性发作，症状持续1~3周，经治疗炎症消退后，关节功能恢复正常，不留后遗症，但病情易复发，从而转成慢性。理化检查：血沉多增快，抗"O"大于500U，抗透明质酸酶大于128U，C反应蛋白(CRP)多为阳性，血清黏蛋白上升，常大于4mg/dL。血清蛋白电泳α、γ球蛋白增高，活动期咽拭子培养溶血性链球菌可呈阳性。抗链激酶大于1：80。本病常因上呼吸道感染而引起，属于中医"痹证"范畴。临床辨证可分为风寒湿痹、风湿热痹、正虚久痹3个证型。

（1）风寒湿痹型：肢体关节如肩、肘、背、项等部位疼痛，时轻时重，呈游走性，局部无红肿，时有恶风畏寒，苔白或白腻，脉沉迟或濡缓。治宜祛风除湿，散寒止痛。常用方剂：乌头汤合薏苡仁汤加减。

（2）风湿热痹型：关节红肿热痛，疼痛剧烈，活动受限。发热，恶风，汗出烦躁，口渴，小便黄，关节皮肤有红斑或结节性红斑，舌红，苔黄腻，脉滑数或濡数。治宜祛见除湿，清热通络。常用方剂：白虎加桂枝汤合丁氏清络饮加减。

（3）正虚久痹型：痹证经年累月反复发作，关节疼痛，时轻时重，或年迈体弱，腰膝酸软，脊强腿麻，或关节屈伸不利，形疲神倦，面色㿠白，头晕目眩，气短自汗，舌淡红，苔少，脉细弱或细数。治宜益气养阴，祛痹壮骨。常用方剂：三痹汤加减。

临床思维

风湿性关节炎属于中医"痹证"范畴，但中医的"痹证"包括多种关节炎性或疼痛性疾病，正所谓"风、寒、湿三气杂至，合而为痹"，所谓痹证有痹塞不通之意，凡因风、寒、湿、热等外邪侵袭入体，痹阻经络，气血不能畅行，引起肌肉、筋骨、关节等痛、麻、重，伴屈伸不利，甚或关节肿大、灼热疼痛等为主要临床表现的疾病。所以痹证包括很多肌肉、肌腱、骨关节等炎性疼痛性疾病。

风湿性关节炎的治疗原则不仅仅着眼于风、寒、湿三气杂至合而为痹，而因其有确切的外邪致病之因，特异的关节炎性改变之果，是风湿热的靶目标之一。故在临床辨治上，除有关节局部表现的症状、体征作为辨证依据外，还需结合现代检验结果，有针对性地辨病用药，如表现关节疼痛，呈多个关节游走性疼痛或关节屈伸重着不利，恶风畏寒，则可辨为风寒湿痹，或偏于风寒，或偏于风湿，其治以祛风散寒、温经通络，或祛风除湿、通利关节，常选用药物如防风、羌活、独活、附子、桂枝、白芍、苍术、白术、川乌、草乌、伸筋草、透骨草、老鹳草、穿山龙、细辛、麻黄、鸡血藤等。

如表现为关节红、肿、热、痛，伸屈受限，发热恶风，烦热口渴，则当辨为风湿热痹，其治以清热解毒，疏风通络，常选用药物如忍冬藤、青风藤、络石藤、羌活、独活、生地、丹参、石膏、知母、秦艽、金银花、黄柏、防风、防己、豨莶草、威灵仙等。

由于风湿性关节炎是溶血性链球菌感染相关性变态反应性疾病，检验指标以抗"O"、血沉、C反应蛋白的异常确定。风湿热活动期在辨病选药上应有针对性地选择祛邪扶正的药物，可有效地降低变态反应程度，缩短疗程，提高疗效。中医认为，这些检验指标异常，一是外邪入侵，邪毒留滞，入血脉而痹阻关节的变态性反应，清除邪毒则可通利关节；二是正气不足，御邪和解毒能力下降，自身修复能力不足，邪毒稽留不去，关节失去滑利，扶正则可正气复则关节自利。在选择药物上，针对抗"O"、血沉、C反应蛋白的异常，常选用药物如金银花、贯众、重楼、土茯苓、黄柏、苍术、木瓜、生地、土鳖虫、蜈蚣等。若以扶正为目标，则常选用药物如黄芪、白术、茯苓、党参、当归、白芍、熟地、鸡血藤、骨碎补、杜仲、续断、枸杞子、石斛等。

临证验案

案例：患者，男，45岁。

初诊：2018-12-24。诉：双膝关节肿痛半个月余。自述因受寒劳累后感双膝关节疼痛，自行局部膏药外敷，症未见明显好转，近半个月疼痛加剧，局部红肿，服用布洛芬效不显。诊时：双膝关节疼痛，局部红肿，伴屈伸不利，伴心烦口渴，睡眠欠佳，大便秘结。检查：双膝关节红肿，局部压痛，双膝X线片关节未见异常。血常规：白细胞11×10^9/L，中性粒细胞75%；血沉32mm/h，抗"O"580U，C反应蛋白39.8mg/L。舌质红，苔黄厚，脉弦滑。

辨证：邪热入络，痹阻关节。

治法：清热通络，通痹止痛。

处方：石膏30g，知母15g，桂枝12g，防己10g，金银花30g，忍冬藤30g，威灵仙18g，青风藤30g，老鹳草30g，牛膝15g，苍术15g，独活15g，赤芍15g，生地30g，豨莶草15g，甘草6g。

7剂，水煎，每日1剂，分早晚服。

二诊：服上方7剂后，双膝关节肿痛明显缓解，但仍屈伸不利，行走疼痛，心烦眠差，大便秘结。舌质红，苔黄厚，脉弦滑。

处方：石膏30g，知母15g，桂枝12g，防己15g，忍冬藤30g，青风藤30g，老鹳草30g，牛膝15g，苍术15g，生地30g，独活15g，大黄9g，合欢皮30g，首乌藤30g，甘草6g。

7剂，水煎，每日1剂，分早晚服。

三诊：经上治疗，膝关节红肿消退，疼痛明显减轻，关节活动行走尚感吃力，睡眠及大便改善。舌质红，苔黄，脉弦滑。

处方：防己15g，桂枝12g，赤芍15g，知母15g，忍冬藤30g，青风藤30g，老鹳草30g，独活15g，生地30g，土茯苓15g，威灵仙18g，大黄9g，合欢皮30g，首乌藤30g，牛膝15g，木瓜30g，秦艽15g，甘草6g。

7剂，水煎，每日1剂，分早晚服。

四诊：膝关节肿痛消除，可行走活动，但感膝关节无力，余症悉除。舌淡红，苔白，脉弦。化验：血常规及血沉、抗"O"、C反应蛋白恢复至正常范围。

处方：桂枝12g，赤芍15g，知母15g，黄芪30g，青风藤30g，老鹳草30g，独活15g，牛膝15g，木瓜30g，当归15g，生地30g，甘草6g。

7剂，水煎，每日1剂，分早晚服。

五诊：诸证皆除，膝关节恢复如常。舌淡红，苔薄白，脉弦。

处方：桂枝12g，赤芍15g，黄芪30g，当归15g，生地15g，牛膝15g，木瓜30g，老鹳草30g，鸡血藤30g，青风藤30g，炙甘草6g。

10剂，水煎，每日1剂，分早晚服。

二、类风湿关节炎

辨证概述

类风湿关节炎(RA)是一种反复发作的、以关节病变为主的自身免疫性疾病。其发病与免疫、遗传、感染等因素有关，寒冷、潮湿、外伤等均为本病诱发因素。其典型临床表现为反复发作对称的多发性小关节炎，以指、趾、腕、踝等关节最常受累，晨僵为主要特点。由于滑膜炎反复发作，导致关节全部组织破坏而出现不同程度的强直和畸形，并有骨腐蚀和骨骼肌萎缩，以致功能障碍。晚期患者可残废，丧失劳动力，生活不能自理。本病常见于青壮年，女性多见。理化检查：血沉在活动期增快，类风湿因子 (RF) 70%~80% 为阳性，抗核抗 10%~20% 阳性，C 反应蛋白 80%~90% 阳性。X 线检查：早期关节周围组织肿胀伴轻度骨质疏松；中期关节间隙狭窄，关节面软骨破坏，骨质疏松，晚期关节强直、畸形或错位、骨质普遍疏松、易有病理性骨折。本病属于中医"痹证"中的"历节风""顽痹"范畴。临床辨证可分为风寒湿侵、湿热毒滞、痰瘀互结、肝肾亏虚 4 个证型。

（1）风寒湿侵型：关节肿痛、窜痛或痛有定处，晨僵，屈伸不利，得温或活动后症状减轻，遇寒则剧，局部畏寒怕冷，舌淡红，苔薄白，脉浮紧。治宜祛风散寒，除湿通络。常用方剂：乌头汤加减。

（2）湿热毒滞型：关节红肿疼痛，局部灼热，晨僵，活动受限，心烦口渴，便秘尿赤，舌红，苔黄燥，脉滑数。治宜清热除湿，凉血解毒。常用方剂：桂枝芍药知母汤合白虎汤加减。

（3）痰瘀互结型：关节漫肿日久，疼痛反复发作，僵硬畸形，屈伸受限，痛如锥刺，固定不移，日轻夜重，或肢体重着，麻木不仁，舌质紫暗，苔白腻，脉细滑。治宜化痰祛瘀，舒筋活络。常用方剂：身痛逐瘀汤合导痰汤加减。

（4）肝肾亏虚型：病久反复发作，关节肿胀畸形，灼热疼痛，屈伸不利，筋脉拘急，形体消瘦，五心烦热，骨肌萎缩，腰膝酸软，伴头晕耳鸣，失眠盗汗，舌红少苔，脉沉细数。治宜补益肝肾，强筋健骨。常用方剂：左归丸合清骨散加减。

临床思维

类风湿关节炎属中医痹证范畴中的"历节风""尪痹""顽痹"，以侵犯小关节、对称性、晨僵为特征，有病程长、反复发作，关节强直、变形、甚至致残的特点，故在辨证治疗时既要随症变化而选方遣药，又要效不更方，遵方用常，才能达到稳定病情、延缓进程、保护关节、降低致残率的目的。

中医认为，类风湿关节炎的病因病机主要是邪、毒、痹、瘀、痰。"邪"即风、寒、湿、热之邪侵犯关节，或伤于滑膜，使关节屈伸不利；"毒"是以邪侵关节留而不去，日久化毒，但有外邪、寒冷、潮湿、外伤等诱因引动，毒因之而发动，毒蚀于骨或伤于膜而致屈伸不利、或束骨不利；"痹"即经络痹阻、气血不畅，形成"不通则痛"的病理机制，故见关节肿痛，影响功能；"瘀、痰"可概之为瘀血、痰浊等代谢产物积于滑膜关节，血液失于对关节的濡养而生为瘀血，津液失于对关节的润滑而生为痰浊。瘀血、痰浊瘀滞了关节，则使关节肿痛变形；"虚"主要是体现在脾、肝、肾，皆因脾主四肢肌肉，化生精微，既可强宗筋而主束骨利关节，又可滋津液，濡泽注于骨，以利骨之屈伸；肝主筋，诸筋者，皆属于节，骨节通过筋的约束而通利，肝血不足，筋不受血，则筋不能动，关节不得屈伸；肾主骨，骨属屈伸，肾精充则骨坚，关节活动自如，肾精不足则骨弱，关节损伤则功能障碍。故脾肝肾对类风湿关节炎的影响，可通过脾－气－肉－关节－滑膜系统、肝－血－筋－关节－韧带系统和肾－精－髓－骨－关节－软骨系统反映其病理过程。

类风湿关节炎的治则，根据其病因病机确立为祛邪（风寒湿热）、解毒（滞于关节毒素）、通痹（经络不通）、化瘀（痰瘀）、补虚（脾肝肾）。

在选方遣药上，要掌握类风湿关节炎病程中的不同表现，常法与变法的灵活应用，要兼顾邪、毒、痹、瘀、痰、虚相互交错，不可以一方辨证分型而统领一派药物。教科书之分型选方是为厘清思路，实践中则要多维度思考，如祛邪治疗不可废其扶正，祛痰时不可失其清瘀，解毒中不可忘其通痹，可多法于一方，孰轻孰重自在辨证思维之中。

通常祛邪常选用药物如防风、羌活、独活、石膏、知母、桂枝、附子、薏苡仁、川乌、草乌、苍术、麻黄、细辛等；解毒常选用药物如土茯苓、防己、茵陈、徐长卿、透骨草、白花蛇舌草、伸筋草、威灵仙、黄柏、泽泻等；通痹常选用药物如青风藤、忍冬藤、络石藤、海风藤、钩藤、鸡血藤、土鳖虫、地龙、蜈蚣等；化瘀常选用药物如生地、丹参、桃仁、红花、赤芍、血竭、三七、泽兰等；化痰常选用药物如胆南星、白附子、天麻、浙贝母、蜂房、土茯苓、芥子、花椒、艾叶等；补虚常选用药物如当归、熟地、山萸肉、山药、白芍、黄芪、白术、茯苓、续断、寄生、杜仲、鹿衔草、鹿角霜、淫羊藿、巴戟天、枸杞子、牛膝、女贞子、仙鹤草等。

临证验案

例一：患者，女，38岁。

初诊：2019-11-21。诉：双手指关节肿痛半年余，自述因受寒引起双手指关节肿痛，在某院诊为"类风湿关节炎"。诊时述双手指关节晨起僵硬感，手指关节肿痛，手指伸握受限，伴手腕疼痛，检查双手指关节按压痛（+），指关节微肿，手指伸握尚自如，腕掌关节桡侧压痛。舌质淡红，苔白，脉弦。

辨证：风湿痹阻。

治法：疏风祛湿，通阳止痛。

处方：桂枝15g，芍药15g，知母15g，防风12g，白术15g，附子12g，麻黄10g，桑枝30g，威灵仙15g，青风藤30g，络石藤30g，钩藤15g，细辛3g，生地30g，羌活15g，独活15g，甘草6g。

10 剂，水煎，每日 1 剂，分早晚服。

二诊：服上 10 剂后，感手指晨僵缓解，但手指关节仍然微肿、疼痛。舌质淡红，苔白，脉弦。

处方：桂枝 15g，赤芍 15g，知母 15g，防风 12g，白术 15g，附子 12g，麻黄 10g，桑枝 30g，威灵仙 15g，青风藤 30g，络石藤 30g，钩藤 15g，土茯苓 18g，羌活 15g，独活 15g，甘草 6g。

10 剂，水煎，每日 1 剂，分早晚服。

三诊：经上治，手指关节肿痛基本除，但感肢冷畏寒，神疲乏力。舌淡红，苔白，脉弦。

处方：桂枝 15g，赤芍 15g，知母 15g，防风 12g，白术 15g，附子 12g，麻黄 10g，桑枝 30g，青风藤 30g，络石藤 30g，羌活 15g，独活 15g，丹参 30g，甘草 6g。

10 剂，水煎，每日 1 剂，分早晚服。

四诊：仍感肢冷畏寒，神疲乏力，手指症状基本消除。舌质淡，苔白，脉沉。

处方：桂枝 15g，白芍 15g，知母 15g，防风 12g，白术 15g，附子 15g，黄芪 30g，当归 15g，细辛 3g，桑枝 30g，青风藤 30g，络石藤 30g，丹参 30g，生地黄 15g，通草 6g，炙甘草 6g。

10 剂，水煎，每日 1 剂，分早晚服。

五诊：手指关节肿消痛止，晨起手指关节僵直缓解，肢冷好转。舌质淡，苔白，脉弦。

处方：桂枝 15g，白芍 15g，知母 15g，防风 12g，白术 15g，附子 15g，黄芪 30g，细辛 3g，当归 15g，生地 15g，茯苓 15g，青风藤 30g，鸡血藤 30g，鹿衔草 15g，地龙 12g，炙甘草 6g。

10 剂，水煎，每日 1 剂，分早晚服。

六诊：症情稳定，手指关节无肿痛，晨僵除。舌质淡，苔白，脉弦。

处方：桂枝 15g，白芍 15g，知母 15g，防风 12g，白术 15g，附子 12g，黄芪 30g，当归 15g，青风藤 30g，鸡血藤 30g，鹿衔草 15g，地龙 12g，骨碎补 15g，甘草 6g。

10 剂，水煎，每日 1 剂，分早晚服。

七诊：病情无反复，手指关节无明显不适。舌质淡红，苔薄白，脉沉缓。

处方：桂枝 30g，白芍 30g，知母 20g，防风 20g，白术 30g，附子 30g，麻黄 20g，党参 30g，茯苓 30g，黄芪 50g，当归 50g，熟地 50g，山萸肉 20g，山药 30g，续断 30g，寄生 30g，淫羊藿 20g，青风藤 40g，鸡血藤 40g，羌活 30g，独活 30g，骨碎补 30g，丹参 30g，生地 50g，鹿衔草

30g，土鳖虫 20g，地龙 20g，蝉蜕 15g，炙甘草 15g。

加工水丸，每丸 6g，每日分 2 次，早晚开水送服。此方药丸服用半年，症未复发。

例二：患者，女，52 岁。

初诊：2018-01-23。诉：患有类风湿关节炎 10 年余，腰骶部疼痛及双膝、踝关节肿痛 1 个月余，加重 10 天。自述始因工作环境湿冷引发膝、踝关节肿痛，在某医院行血液化验及 X 线片检查，诊为"类风湿关节炎"，服用激素及抗风湿药物，得到缓解，病情曾一度稳定，但每年都会因受寒而发病，经西药治疗便很快缓解。近几年症情复发较频，病程延长，服药效果欠佳，且因患高血压、糖尿病后激素不能服用。近 1 个月踝、膝关节肿痛发作，且感腰骶部疼痛，行走不利，活动受限，服用非甾体类消炎镇痛剂效果不显。诊时见双膝关节及踝关节肿大，局部压痛，屈伸疼痛加重，活动受限，骶髂关节部位压痛，叩击痛剧，转侧不利，伴头晕目眩，畏寒肢冷，小便频数。检查血压 160/100mmHg，血糖 7.8mmol/L。踝、膝、骶髂关节磁共振检查：符合类风湿关节炎影像学改变，骶髂关节炎性改变，血沉、抗"O"、C 反应蛋白稍高于正常值，类风湿因子（＋）。舌质淡，苔白腻，脉弦紧。

辨证：风寒湿三邪致痹，痰瘀互结关节。

治法：散邪通络，化浊通痹。

处方：黑顺片 30g（先煎 30 分钟），白芍 30g，黄芪 30g，麻黄 10g，桂枝 15g，牛膝 15g，天麻 15g，蜂房 15g，老鹳草 30g，青风藤 30g，细辛 3g，炙甘草 9g。

5 剂，水煎，每日 1 剂，分早晚服。

二诊：服上方 5 剂后，踝、膝关节肿痛明显缓解，畏寒肢冷减轻，自述有意想不到的效果，但仍踝、膝关节疼痛，屈伸不利，骶髂关节疼痛，转侧不利，头晕、畏寒、尿频仍存。舌质淡，苔白腻，脉弦紧。

处方：黑顺片 15g，白芍 30g，黄芪 30g，桂枝 15g，白术 15g，茯苓 15g，牛膝 15g，天麻 15g，蜂房 15g，青风藤 30g，老鹳草 30g，寄生 15g，土茯苓 18g，僵蚕 12g，炙甘草 6g。

10 剂，水煎服。

三诊：经上治症情进一步减缓，踝、膝关节肿痛减轻，伸屈范围较前增大，可行走，但仍疼痛；腰骶部仍疼痛，夜卧翻身明显不适，头晕畏寒减，小便仍频，监测血糖 7.3 ～ 7.8mmol。舌质淡，苔白厚，脉弦紧。

处方：黑顺片 15g，白芍 30g，黄芪 30g，桂枝 15g，白术 15g，茯苓 15g，牛膝 15g，天麻 15g，蜂房 15g，青风藤 30g，老鹳草 30g，寄生 15g，续

断 30g，黑蚂蚁 15g，僵蚕 12g，乳香 12g，没药 12g，丹参 30g，甘草 6g。

10 剂，水煎，每日 1 剂，分早晚服。

四诊：踝、膝关节疼痛症状基本除，腰骶疼痛亦明显减轻，可安眠，仍小便频。舌质淡，苔白，脉弦。

处方：三诊方加桑螵蛸 30g，黄连 18g，煎服法同前。

五诊：踝、膝关节及腰骶部疼痛除，踝、膝关节局部肿大，屈伸不利，行走缓慢，但无疼痛。舌质淡，苔白，脉弦。

处方：黑顺片 50g，白芍 90g，黄芪 90g，桂枝 30g，白术 30g，茯苓 30g，牛膝 30g，天麻 30g，蜂房 50g，青风藤 90g，老鹳草 90g，寄生 90g，续断 90g，黑蚂蚁 60g，僵蚕 60g，土鳖虫 60g，乳香 30g，没药 30g，丹参 90g，鹿衔草 90g，鸡血藤 100g，威灵仙 90g，黄连 90g，苍耳子 60g，知母 60g，麦冬 60g，熟地 100g，山萸肉 100g，山药 100g，五味子 60g，络石藤 100g，钩藤 100g，甘草 30g，西洋参 60g，阿胶 200g，鹿角胶 150g。

上药共制作膏方，每次 30mL，每日 2 次，分早晚冲服。

2 个月膏方服完自述全身状况良好，神爽身轻，踝、膝关节局部肿大减轻，行走虽缓慢但较前灵活，后坚持膏方服用 1 年，疼痛等症状未再发作。

第八节　神经系统疾病

一、脑血栓

辨证概述

脑血栓形成性脑梗死简称"脑血栓形成"或"脑血栓"，是发病率最高的一种缺血性脑卒中。当脑动脉管壁发生闭损或血流动力学异常，胆固醇沉积于内膜下层，引起血管壁脂肪透明变性，进一步纤维增生，动脉变硬弯曲，管壁增厚，血小板及血液中其他有形成分、纤维素等附着于受损粗糙的内膜上，形成动脉管壁血栓。血栓逐渐扩大，在一些条件的影响下最终使动脉管腔变狭甚至闭塞，引起局部脑组织缺血坏死。脑血栓常在安静状态下发病。一般发病 1~2 天内意识清楚或轻度障碍，可表现为颈内动脉系统和（或）椎基底动脉系统症状和体征。颈内动脉系统的主要表现为对侧中枢性偏瘫、面瘫和舌瘫，对侧躯体感觉减退或消失，如为优势半球损害，尚可出现失语；椎基底动脉系统的症状主要表现为交叉性瘫痪，多数脑神经麻痹、交叉性感觉障碍和共济失调。中医称本病为"中风""中经络"，临床辨证可分为肝阳亢盛、痰热腑实、气虚血瘀、阴虚风动 4 个证型。

（1）肝阳亢盛型：半身不遂，舌强语謇或不语，口舌㖞斜，眩晕头痛，面红目赤，心烦易怒，口苦咽干，便干尿黄，舌红或绛，苔黄，脉弦有力。治宜平肝潜阳，清火通络。常用方剂：镇肝熄风汤或天麻钩藤饮加减。

（2）痰热腑实型：半身不遂，舌强语謇或不语，口舌㖞斜，偏身麻木，口黏痰多，腹胀便秘，头晕目眩，舌红、苔黄腻，脉弦滑或偏瘫侧脉弦滑而大。治宜化痰通络，通腑泻热。常用方剂：三化汤合半夏白术天麻汤加减。

（3）气虚血瘀型：半身不遂，口舌㖞斜，言语謇涩或不语，偏身麻木，面色淡白，气短乏力，心悸，自汗，手足肿胀，舌黯淡，苔薄白或白腻，脉细缓或细涩。治宜益气活血，化瘀通络。常用方剂：补阳还五汤加减。

（4）阴虚风动型：半身不遂，口舌㖞斜，舌强语謇或不语，偏身麻木，心烦失眠，眩晕耳鸣，手足拘急或蠕动，舌红或暗淡，苔少或光剥，脉细数或细弦数。治宜育阴熄风。常用方剂：大定风珠汤合三甲散加减。

临床思维

脑血栓在中医临床常见就诊者主要是中医中风病中之中经络患者，以肢体功能障碍、语言障碍及头晕、失眠伴情感障碍者为主。在治疗方面，辨证与辨病相结合，随着现代诊疗技术的提高和西医溶栓时机和技术的成熟，及早诊断和适时溶栓对减少和减轻致残有了质的突破。对于不能完全溶栓或失去溶栓时机，以及虽然得到了有效的溶栓，但遗留脑损伤症状者，中医药治疗则有着明显的特色优势。所以中医在辨病上围绕脑梗死引起的症状体征，以益气活血、化瘀通络为主要治则。益气的目的是发挥气的帅血作用，推动血液运行，改善大脑缺血缺氧；活血的目的是发挥血为气之母的功能，促进气血运行，以益养脑髓；化瘀通络的目的是解决脑血管梗死不通带来的脑组织瘀阻和缺血，因梗死造成的大脑络脉绌急，以求使络脉舒畅，建立和恢复有效的血液循环功能，从而发挥大脑对肢体活动和语言的指挥能力。

在治疗脑血栓后肢体功能障碍，主要是从平肝熄风和益气通络出发，常用药物如天麻、钩藤、菊花、珍珠母、决明子、石决明、僵蚕、牛膝、寄生等以及黄芪、太子参、地龙、水蛭、土鳖虫、赤芍、桃仁、黄精等；对于语言障碍，主要从化痰开窍、养心益肾出发，常用药物如菖蒲、远志、丹参、天麻、胆南星、半夏、僵蚕、天竺黄、浙贝母等，以及柏子仁、炒酸枣仁、茯神、生地、山萸肉、巴戟天、益智仁、当归等；对于情感障碍、焦虑或激动易哭，主要是从疏肝安神出发，常用药物如柴胡、赤芍、郁金、菖蒲、合欢皮、玫瑰花、合欢花、天竺黄、丹皮、栀子、浮小麦、大枣、炙甘草等。

在脑血栓的治疗中，伴高血压、糖尿病、高脂血症等其他基础疾病和伴有各种不同的症状，都需要在辨证和辨病的结合上给予随症、随病用药。

临证验案

案例：患者，男，63 岁。

初诊：2019-04-06。诉：右半身活动不利及语言迟滞 1 个月余。1 个月前晨起突感右半身乏力，语言迟钝，渐至右半身不遂，语言謇涩，至某院经脑 CT 检查，诊为"脑梗死"，住院治疗半个月，症状明显缓解。诊时右半身活动不利，右上肢抬举及手握无力，右下肢步态不稳伴麻木感，说话含糊不清，伴头晕乏力，汗出口干，睡眠不佳，多梦，语言迟滞，大便秘结。有高血压、高血脂、糖尿病病史，服用相关西药，各项指标控制较理想。舌质淡有瘀点，苔白，脉沉涩。

辩证：气虚血瘀。

治法：益气活血，化瘀解语。

处方：当归 15g，赤芍 15g，桃仁 12g，红花 15g，黄芪 50g，地龙 12g，土鳖虫 12g，水蛭 12g，僵蚕 12g，菖蒲 12g，远志 12g，茯神 15g，天麻 15g，巴戟天 12g，肉苁蓉 30g，甘草 6g。

10 剂，水煎，每日 1 剂，分早晚服。

并嘱配合康复治疗。

二诊：服上方 10 剂后，右侧肢体及语言无明显好转，头晕乏力，汗出及眠差，便秘等伴随症状明显缓解。舌质淡有瘀点，苔白，脉沉涩。

处方：当归 15g，赤芍 15g，桃仁 12g，红花 15g，黄芪 50g，地龙 12g，土鳖虫 12g，水蛭 12g，僵蚕 12g，菖蒲 12g，远志 12g，茯神 15g，天麻 15g，天竺黄 12g，甘草 6g。

10 剂，水煎，每日 1 剂，分早晚服。

三诊：经上治，右上肢活动及手握有力，右下肢麻木感明显减轻，但仍行走不利，语言较前明显流畅，吐字较清，仍伴乏力，便秘。舌淡，舌瘀点，苔白，脉沉涩。

处方：当归 30g，赤芍 15g，桃仁 12g，红花 15g，黄芪 50g，地龙 12g，土鳖虫 12g，水蛭 12g，僵蚕 12g，菖蒲 12g，远志 12g，首乌藤 30g，天麻 15g，天竺黄 12g，火麻仁 30g，甘草 6g。

10 剂，水煎，每日 1 剂，分早晚服。

四诊：经中药及康复治疗，右侧肢体活动明显有力，右手持物如常，右下肢体行走步伐明显稳健，语言较流利。伴随症状基本消除。舌质淡，瘀点明显减少变淡，苔白，脉沉缓。

处方：三诊方继续服用 10 剂，煎服法同前。

五诊：症状进一步好转，右上肢活动基本正常，右下肢麻木减除，诊走步伐稳健，但感无力，语言较流利。舌质淡，苔白，脉沉缓。

处方：当归 50g，赤芍 30g，桃仁 15g，红花 20g，黄芪 100g，地龙 20g，水蛭 20g，丹参 30g，僵蚕 20g，菖蒲 15g，远志 15g，山茱萸 15g，天麻 30g，巴戟天 15g，肉苁蓉 15g，钩藤 15g，大黄 15g，苍耳子 15g，黄连 20g，首乌藤 30g，合欢皮 15g，神曲 15g，枳壳 15g，厚朴 15g，红曲 30g，罗布麻叶 15g，银杏叶 15g，甘草 10g。

加工制作水丸，每丸 9g，每日 2 次，白开水送服。

二、失眠

辨证概述

失眠是最常见的睡眠障碍。失眠者随着年龄增加而加重。失眠类型有入睡困难、续睡困难、早醒，患者次日感到体力恢复不佳，甚至有焦虑、紧张不安或压抑感，严重者有心率加快、体温升高、周围血管收缩等自主神经症状，其表现为入睡困难，入睡时间长达 30~60 分钟，睡眠中觉醒一次以上。觉醒后仍有疲怠不快、头脑昏沉等不适感。失眠，中医又称为"不寐"，指脏腑功能紊乱，气血亏虚，阴阳失调，导致不能获得正常睡眠的常见病。临床辨证可分为阴虚火旺、痰热内扰、心脾两虚、心肾不交、心胆气怯 5 个证型。

（1）阴虚火旺型：失眠，五心烦热，口渴咽干，或口舌生疮，舌红少苔，脉细数。治宜滋阴降火，养心安神。常用方剂：黄连阿胶汤加减。

（2）痰热内扰型：失眠心烦，多梦易醒，痰多胸闷，头重目眩，口苦恶食，嗳气吞酸，舌质偏红，苔黄腻，脉滑数。治宜化痰清热，宁心安神。常用方剂：温胆汤加减。

（3）心脾两虚型：不易入睡，或多梦易醒，醒后难以入寐，兼见面色不华，心悸健忘，倦怠乏力，食少腹胀或便溏，舌淡苔白，脉细弱。治宜补益心脾，养血安神。常用方剂：归脾汤加减。

（4）心肾不交型：心烦不寐，入睡困难，睡梦纷纭，兼见头晕耳鸣，腰膝酸软，潮热盗汗，五心烦热，口舌生疮，或梦遗滑精，月经不调，舌红少苔，脉细数。治宜滋阴清热，交通心肾。常用方剂：天王补心丹合交泰丸加减。

（5）心胆气怯型：虚烦不眠，胆怯易惊，惕惕然不可终日，心悸、善太息，或兼面色不华，胸胁不适，呕恶，舌淡胖，脉细弱。治宜益气镇惊，安神定志。常用方剂：安神定志丸加减。

临床思维

临床诊疗中以失眠就诊者为多，本病为症状性疾病，可以是单纯地以睡眠障碍为主，也可以是其他疾病引发，所以当患者主诉失眠时，医生的详细问诊对诊疗失眠有重要意义。围绕失眠，首先要详细询问失眠状态：入睡困难，但一旦入睡，则可连续睡眠数小时；彻夜难眠，白天神疲乏力；夜不眠但昼亦不困；虽可入睡，但缺乏深度睡眠，似睡非睡，多梦烦扰；入睡后易醒，醒后难眠，亦有醒后可再入眠，但睡眠时间短暂；有睡眠易惊醒，惊醒则心悸不安等。详细辨明这些不同的失眠情况，为辨证论治提供依据。

要详细询问伴随的症状和影响睡眠的其他症情，如有伴心悸多梦，有伴乏力便溏，有伴汗出口渴，有伴多梦易惊，有伴心烦胸闷，有伴五心烦热，有伴肢体不宁等，这都是辨证论治的佐证。此外，还有因咳嗽影响睡眠，因疼痛不能入眠、因夜尿频困扰睡眠等，这种情况虽患者以失眠为述，但在治疗时主要是针对影响睡眠的主因治疗，所以睡眠自然恢复正常。详细了解这些情况，对治疗有的放矢和排除失眠都十分有利。

详细了解导致失眠的心理原因，因为失眠与心理因素有着十分密切的联系。随着社会发展的节奏加快，因于工作、家庭、生活、人际关系等错综复杂的原因，难以详尽，但寻求原因，做好心理疏导，对解决失眠问题大有裨益。

在辨证论治方面，失眠入睡困难，伴心悸多梦，是以心神不宁，常选用药物如炒酸枣仁、丹参、生地、川芎、龙骨、牡蛎、远志、柏子仁、首乌藤等；失眠伴汗出口渴，为气阴不足，常选用药物如太子参、麦冬、五味子、煅龙骨、煅牡蛎、炒酸枣仁、玉竹、浮小麦、大枣、炙甘草等；失眠易醒，伴乏力便溏，为心脾两虚，常选用药物如党参、茯神、白术、黄芪、当归、远志、龙眼肉、大枣、砂仁、炙甘草等；睡眠缺乏深度，多梦易醒，为心胆气怯，常选用药物如菖蒲、远志、茯神、龙骨、牡蛎、龙齿、郁金、合欢皮、首乌藤等；睡眠不实，似睡非睡，烦扰多梦，痰多呕恶，为痰热扰心，常选用药物如陈皮、半夏、枳实、竹茹、黄连、远志、莲子心、天竺黄、合欢皮等；睡眠伴有五心烦热，为阴虚火旺，常选用药物如玄参、丹参、生地、天冬、麦冬、炒酸枣仁、柏子仁、黄连、栀子、地骨皮、龟甲等；失眠伴有肢体烦疼不宁，为经络瘀阻，常选用药物如桃仁、红花、牛膝、木瓜、土鳖虫、地龙、首乌藤、合欢皮、秦艽、刺五加等；失眠彻夜不眠，昼则神疲乏力，为营卫不和，常选用药物如桂枝、白芍、黄芪、龙骨、牡蛎、炒酸枣仁、柏子仁等；失眠伴心烦胸闷，为郁热内蕴，常选用药物如栀子、淡豆豉、丹皮、合欢皮、玫瑰花、郁金、远志、生地等。

失眠常表现多样化，伴随症状复杂化，在辨证论治中提炼主证，分析兼证，既重视催眠安神药物的应用，更要重视审证论治的选方遣药，这样才能收到好的治疗效果。

临证验案

例一：患者，女，48 岁。

初诊：2020-03-13。诉：睡眠量差，难眠 3 个月余。自述因工作压力致睡眠不深，易醒难睡，服用中西药物未效。诊时睡眠不深，多梦，每致凌晨 2~3 点即醒，醒后难以再入睡，晨起头晕神疲，伴乏力，心悸，易汗出，大便稀，每日 1~2 次。舌质淡，苔白，脉沉缓。

辩证：心脾两虚。

治法：补益心脾，安神助眠。

处方：党参 15g，白术 15g，茯神 15g，远志 12g，当归 15g，炒酸枣仁 30g，丹参 15g，黄芪 30g，龙眼肉 12g，煅龙骨 30g，煅牡蛎 30g，大枣 10g，炙甘草 6g。

7 剂，中药配方颗粒，每日 1 剂，分早晚冲服。

二诊：服上方 7 剂后，睡眠改善，梦少，但仍易醒，醒后难眠，伴随神疲乏力，便稀等症状缓解。舌质淡，苔白，脉沉缓。

处方：党参 15g，白术 15g，茯神 15g，远志 12g，当归 15g，炒酸枣仁 30g，丹参 15g，黄芪 30g，煅牡蛎 30g，刺五加 15g，大枣 10g，炙甘草 6g。

7 剂，中药配方颗粒，每日 1 剂，分早晚冲服。

三诊：经上治，自感睡眠已平稳，偶有夜半醒，醒后可入睡，伴随症状基本除。舌质淡红，苔白，脉沉缓。

处方：党参 15g，白术 15g，茯神 15g，远志 12g，当归 15g，炒酸枣仁 30g，丹参 15g，黄芪 30g，郁金 15g，刺五加 15g，大枣 10g，炙甘草 6g。

7 剂，中药配方颗粒，每日 1 剂，分早晚冲服。

例二：患者，女，46。

初诊：2019-10-23。诉：失眠伴心悸 1 个月余。自述入睡困难，每晚睡眠 3~4 小时，伴心悸，口干，汗出，以胸口汗出明显，神倦乏力。舌质淡红，苔少薄，脉细。

辨证：气阴不足，心神失养。

治法：益气养阴，宁心安神。

处方：太子参 15g，麦冬 15g，五味子 10g，炒酸枣仁 40g，柏子仁 15g，煅龙骨 30g，煅牡蛎 30g，黄精 15g，丹参 15g，首乌藤 30g，生地 15g，炙甘草 6g。

7 剂，中药配方颗粒，每日 1 剂，分早晚冲服。

二诊：经服上方 7 剂后，感心悸、口干好转，仍然入睡困难，胸口汗出。舌质淡，苔薄，脉细。

处方：太子参 15g，麦冬 15g，五味子 10g，炒酸枣仁 30g，柏子仁 15g，煅龙骨 30g，煅牡蛎 30g，黄精 15g，生地 15g，茯神 15g，浮小麦 30g，炙甘草 6g。

7 剂，中药配方颗粒，每日 1 剂，分早晚冲服。

三诊：经上治睡眠好转，每晚可入睡 5 小时左右，白天精神尚好，伴随症状明显缓解。舌质淡红，苔薄，脉细。

处方：太子参 15g，麦冬 15g，五味子 10g，炒酸枣仁 30g，柏子仁 15g，黄精 15g，生地 15g，丹参 15g，茯神 15g，首乌藤 30g，刺五加 15g，远志 12g，炙甘草 6g。

7 剂，中药配方颗粒，每日 1 剂，分早晚冲服。

四诊：入睡安稳，诸症悉除。舌质淡，苔薄白，脉细有力。

处方：三诊处方继续服用 7 剂，以巩固疗效。

例三：患者，女，52 岁。

初诊：2018-03-12。诉：失眠心烦 2 个月余。2 个月来因惊吓致睡眠障碍，表现入睡困难，或虽眠而不深，梦多易惊，伴心烦胸闷，头晕目眩，口苦口黏，恶心，晨起吐涎，食欲一般，无寒热，二便调，月经闭绝。曾服用中西药物，未效。诊其舌质红，苔黄腻，脉弦滑。

辨证：心胆气怯，痰热内扰。

治法：清心化痰，除烦安神。

处方：陈皮 10g，半夏 9g，茯苓 15g，茯神 15g，竹茹 10g，枳实 10g，黄连 9g，藿香 10 g，佩兰 10g，柴胡 12g，黄芩 12g，生龙骨 30g，生牡蛎 30g，合欢皮 30g，夜交藤 30g，炒枣仁 30g，丹参 30g，磁石 30g，甘草 6g。

7 剂，水煎，每日 1 剂，分早晚服。

二诊：经服用上方 7 剂后，睡眠较前好转，口苦、恶心、吐涎症状去除，但仍多梦易惊。舌质红，苔黄稍腻，脉弦。

处方：陈皮 10g，半夏 9g，茯苓 15g，茯神 15g，竹茹 10g，枳实 10g，黄连 9g，柴胡 12g，黄芩 12g，生龙骨 30g，生牡蛎 30g，琥珀 3g（冲），合欢皮 30g，夜交藤 30g，炒枣仁 30g，丹参 30 g，磁石 30g，甘草 6g。

7 剂，水煎，每日 1 剂，分早晚服。

三诊：经治后，诸症减轻，自感精神较前好转，心静不烦，惟感梦多。舌质红，苔稍腻，脉弦。

处方：陈皮 10g，半夏 9g，茯苓 15g，茯神 15g，竹茹 10g，枳实 10g，黄连 9g，远志 12g，生龙骨 30g，生牡蛎 30g，菖蒲 12g，郁金 15g，合欢皮 30g，夜交藤 30g，炒枣仁 30g，丹参 30 g，甘草 6g。

7 剂，水煎，每日 1 剂，分早晚服。

四诊：睡眠好，余症皆除，但虽眠深不易醒，白天亦感困倦。舌淡红，苔薄白，脉缓。

处方：党参 15g，白术 15g，茯苓 15g，砂仁 6g，木香 10g，陈皮 12g，半夏 10g，菖蒲 10g，远志 10g，甘草 6g。

7 剂，水煎，每日 1 剂，分早晚服。

第二章　妇科常见疾病

一、痛经

辨证概述

妇女凡在经期或经期前后出现下腹疼痛、坠胀，以及腰骶部疼痛，其疼痛剧烈难以忍受，影响工作和生活，甚至晕厥者，称为痛经。其中生殖器官无器质性病变者，称原发性痛经，因生殖器官的器质性病变引起的称为继发性痛经，如子宫内膜异位症、盆腔炎、宫颈狭窄等。临床上以原发性痛经为多，原发性痛经的发生原因较为复杂，主要与子宫发育不良、子宫过度前倾后屈、子宫内膜大块剥脱、经血外流受阻、月经血中前列腺素增加等有关。此外，也受精神、神经因素的影响。中医亦称本病为"痛经""经行腹痛"，其病因病机为气血运行不畅，临床辨证常分为气滞血瘀、寒湿凝滞、阳虚内寒、气血虚弱、肝肾不足5个证型。

（1）气滞血瘀型：每于经前经期小腹胀痛拒按，月经量少，经行不畅，色紫暗有血块，血块排出后痛减，或伴胸胁乳房作胀，舌质暗或有瘀点，脉弦或涩。治宜理气、化瘀、止痛。常用方剂：膈下逐瘀汤加减。

（2）寒湿凝滞型：经前数日或经期小腹冷痛，得热痛减，经量少，经色暗黑有块，舌质淡，苔白腻，脉沉紧。治宜温经散寒、除湿化瘀。常用方剂：少腹逐瘀汤加减。

（3）阳虚内寒型：经期或经后小腹冷痛，喜按，得热则舒，经量少，经色黯淡，腰腿酸软，小便清长，舌质淡，苔白润，脉沉。治宜温经、暖宫、止痛。常用方剂：艾服暖宫丸加减。

（4）气血虚弱型：经后或经期小腹隐隐作痛，或小腹及阴部空坠，喜揉喜按，月经量少，色淡质稀，或神疲乏力，或纳少便溏，舌质淡，脉细弱。治宜益气、补血、止痛。常用方剂：圣愈汤加味。

（5）肝肾不足型：经后小腹绵绵作痛，腰部胀痛，经色黯淡、量少、质稀薄，或潮热，或耳鸣，舌质淡，苔薄黄，脉细弱。宜益肾、养肝、止痛。常用方剂：调肝汤加味。

临床思维

痛经是妇科常见月经病之一，痛经不论年龄皆有发作，尽管痛经有原发性痛经和继发性痛经，亦有不限于腹痛，可表现为头痛、乳房胀痛、腰痛等。中医辨证治疗有"痛病同治，法在辨证"的原则。根据痛经发作的时间、疼痛的性质、月经先后、经量多少、色暗色淡、质稀质稠、伴随的症状等进行综合分析，明确辨证，选方遣药。

痛经的发病机制"不通则痛"，气滞经脉，血瘀胞宫，因气滞血瘀而痛；"寒主痛"，或因寒邪入胞宫，或因阳虚内寒，胞宫失温，经水适来为寒所凝，因宫寒收引而痛；"不荣则痛"，或因气血亏损，胞宫失养，或因肝肾不足，冲任不盈，因胞宫空虚失养而痛。

以疼痛的性质辨析，胀痛以气滞为主，刺痛以血瘀为主，坠痛以气血不足多见，冷痛得热缓解以寒入胞宫多见。

从月经的情况辨析，经前疼痛或为气滞血瘀，或因寒入包宫。经水始来而痛，则常为瘀血在胞宫；经后疼痛则多为因虚致痛。

痛经总的原则是"滞宜行，瘀宜通，寒宜温，虚宜补"。在药物选择上，行气常选用药物如香附、枳实、枳壳、佛手、郁金、乌药、小茴香等；活血、养血常选用药物如当归、赤芍、白芍、桃仁、红花、丹参、三棱、莪术、五灵脂、蒲黄等；散寒常选用药物如附子、艾叶、桂枝、肉桂、吴茱萸、干姜等；温肾散寒常选用药物如仙茅、淫羊藿、菟丝子、山药、沙苑子、韭菜子、紫石英等；补气常选用药物如黄芪、党参、白术、茯苓、人参等；补肝肾、调冲任常选用药物如熟地、当归、白芍、山萸肉、山药、枸杞子、女贞子等。

治疗痛经在辨证选方基础上，快速解决以痛为主要痛苦，就要配伍具有特异性止痛的药物和引经药，解决不同部位的疼痛。可以这样理解：辨证是审因论治以祛痛经的根由，而选用止痛药物则是对症论治，以短期内解除疼痛之苦，具有止痛功能的药物如川楝子、延胡索、五灵脂、蒲黄、荜茇、白芍、附子、丹参、川芎、白芷、土鳖虫、王不留行、漏芦、橘叶等。

临证验案

例一：患者，女，23岁。

初诊：2019-05-12。诉：患痛经症3年余。自述3年来每至月经前一周始感小腹坠痛，且至月经来潮时疼痛难忍，月经来潮后则疼痛渐缓。每次都要服用止痛药，曾经治疗效不显。诊时月经尚有半月后至，伴小腹畏寒，胀坠感，月经周期尚准，经量始下血不畅，色暗，量多时可有血块，行经约5天。舌质淡，苔白，脉弦细。

辨证：冲任虚寒，瘀血阻滞。

治则：温经散寒，活血止痛。

处方：当归15g，赤芍15g，白芍15g，川芎12g，五灵脂10g，蒲黄10g，川楝子10g，延胡索15，乌药12g，小茴香6g，艾叶10g，黑顺片

12g，吴茱萸 6g，桂枝 10g，甘草 6g。

10 剂，水煎，每日 1 剂，早晚分服。

二诊：服上方 10 剂后，小腹隐痛，坠胀，畏寒，月经尚未潮，预计约 1 周后月经来潮。舌淡红，苔白，脉弦细。

处方：当归 15g，赤芍 15g，白芍 15g，川芎 12g，五灵脂 10g，蒲黄 10g，川楝子 10g，延胡索 15g，乌药 12g，小茴香 6g，艾叶 10g，黑顺片 12g，益母草 30g，牛膝 15g，急性子 10g，甘草 6g。

10 剂，水煎，每日 1 剂，早晚分服。

三诊：月经来潮 4 天，下血较前顺畅，量中等，有小血块，小腹隐痛可忍。舌质淡红，苔薄白，脉弦细。

处方：当归 15g，白芍 15g，川芎 12g，香附 12g，艾叶 10g，桂枝 12g，川楝子 10g，延胡索 15g，乌药 12g，荜茇 12g，沙苑子 12g，甘草 6g。

7 剂，水煎，每日 1 剂，早晚分服。

并嘱每月至月经前 15 天服用中药，服用至月经干净，后调治 3 个月经周期告愈。

例二：患者，女，39 岁。

初诊：2020-09-30。诉：月经期小腹疼痛半年余。述每至月经期小腹疼痛，呈钝痛，可持续整个经期，伴月经量少，色淡，经期淋沥 7~8 天始净，素倦怠乏力，腰膝酸软，白带清稀，月经约有 1 周来潮。舌质淡，苔薄，脉沉细。

辨证：气血不足，冲任空虚。

治法：补气血，调冲任。

处方：党参 15g，白术 15g，茯苓 15g，熟地 15g，当归 15g，白芍 15g，黄芪 18g，女贞子 15g，枸杞子 15g，淫羊藿 12g，丹参 15g，川楝子 10g，延胡索 15g，乌药 12g，炙甘草 6g。

10 剂，水煎，每日 1 剂，早晚分服。

二诊：2020-10-12。经服上方 10 剂后，月经来潮 3 天，小腹仍有疼痛，伴随症仍存。舌淡红，苔白，脉沉细。

处方：当归 15g，白芍 15g，熟地 15g，党参 15g，白术 15g，茯苓 15g，黄芪 18g，丹参 15g，川楝子 10g，延胡索 15g，益母草 30g，牛膝 15g，桃仁 12g，红花 15g，炙甘草 6g。

10 剂，水煎，每日 1 剂，早晚分服。

三诊：2020-10-22。述经上治月经期小腹痛较前缩短，经期疼痛了 4 天，月经量较前增多，色红，6 天净，神疲乏力，腰膝酸软明显好转。舌质淡红，苔白，脉弦细。

处方：当归 15g，白芍 15g，熟地 15g，党参 15g，白术 15g，茯苓 15g，黄芪 18g，丹参 15g，香附 12g，川楝子 10g，延胡索 15g，女贞子 15g，续断 20g，桑寄生 15g，炙甘草 6g。

10 剂，水煎，每日 1 剂，早晚分服。并嘱下次复诊待月经前约 10 天。

四诊：2020-10-28。经治神疲乏力、腰膝酸软基本消除，白带正常。舌质淡红，苔白，脉弦细。

处方：当归 15g，白芍 15g，熟地 15g，党参 15g，白术 15g，茯苓 15g，丹参 15g，香附 12g，川楝子 10g，延胡索 15g，益母草 30g，牛膝 15g，女贞子 15g，山药 30g，炙甘草 6g。

10 剂，水煎，每日 1 剂，早晚分服。

五诊：2020-11-12。月经来潮，小腹基本未痛，月经较前明显多，色红。舌质淡红，苔白，脉弦细。

处方：当归 15g，白芍 15g，熟地 15g，党参 15g，白术 15g，茯苓 15g，丹参 15g，香附 12g，川楝子 10g，延胡索 15g，乌药 12g，炙甘草 6g。

10 剂，水煎，每日 1 剂，早晚分服。

六诊：本次月经来潮整个经期，腹痛未作，余伴随症状悉除，月经量如常，月经期 6 天。舌质淡，苔白，脉稍弦。

处方：当归 15g，白芍 15g，熟地 15g，党参 15g，白术 15g，茯苓 15g，丹参 15g，山萸肉 15g，山药 15g，香附 12g，川楝子 10g，延胡索 15g，女贞子 15g，炙甘草 6g。

10 剂，水煎，每日 1 剂，早晚分服。

3 个月后告知诸症悉除。

例三：患者，女，43 岁。

初诊：2019-12-28。诉：月经来潮腹痛剧烈难忍半年余。自述月经周期正常 28 天，月经来潮时小腹刺痛难忍，一般 3 天可后缓解，伴月经量多，但始则下血不畅，色暗有血块，月经期心悸失眠，乳房胀痛，平素白带量多色黄。B 超：子宫肌瘤，子宫腺肌症。舌质暗，舌尖有瘀点，苔白，脉细涩。

辨证：痰瘀互结。

治法：活血化瘀，消痰散结。

处方：桂枝 15g，赤芍 15g，茯苓 15g，桃仁 12g，丹皮 12g，三棱

15g，莪术 15g，浙贝母 15g，刘寄奴 15g，香附 12g，大血藤 15g，合欢皮 30g，延胡索 15g，甘草 6g。

10 剂，水煎，每日 1 剂，早晚分服。

二诊：服上方 10 剂后，无明显感觉，白带量多色黄。舌质暗，舌尖有瘀点，苔薄白，脉细涩。

处方：当归 15g，赤芍 15g，桃仁 12g，丹皮 12g，三棱 15g，莪术 15g，浙贝母 15g，刘寄奴 15g，香附 12g，大血藤 15g，五灵脂 10g，延胡索 15g，蒲黄 10g，合欢皮 30g，橘叶 12g，甘草 6g。

10 剂，水煎服。

三诊：预计月经 1 周左右来潮，现经服上方治疗，无明显乳房胀痛，睡眠尚好，白带量减，色白较黏稠。舌质暗，舌尖有瘀点，苔薄白，脉细涩。

处方：当归 15g，赤芍 15g，桃仁 12g，丹皮 12g，三棱 15g，莪术 15g，浙贝母 15g，刘寄奴 15g，香附 15g，大血藤 15g，延胡索 15g，益母草 30g，牛膝 15g，漏芦 15g，橘叶 15g，甘草 6g。

10 付，水煎服。

四诊：月经较前提前 3 天来潮，月经量多，色暗，有血块，下血较前顺畅，腹痛明显减轻，乳房无胀痛，睡眠较前好。舌质暗，舌尖瘀见少，苔薄白，脉沉细。

处方：二诊方 14 剂，水煎，每日 1 剂，早晚分服。

之后二诊方与三诊方交替治疗 3 个月。月经来潮顺畅，小腹隐隐作痛，但时常能忽略了疼痛，兼证悉除。半年后因其他病症来诊，述痛经之疾已除。

二、闭经

辨证概述

闭经是妇科常见病。凡年满 18 周岁的女性无月经来潮者称为原发性闭经；若月经周期已经建立，又中断达 3 个月以上者称为继发性闭经，多由获得性疾病所引起。正常的月经来潮有赖于下丘脑－垂体－卵巢轴的神经内分泌调节，以及靶器官子宫内膜对性激素的周期性反应，其中任何一个环节发生障碍，不论器质性的还是功能性的，都会出现月经失调，甚至闭经。本病应早期诊断，找出原因，特别是原发性闭经要排除器质性病变的存在。对闭经的治疗疗程应坚持治疗 3~6 个月。本病中医亦称"闭经"，又有"女子不月""月事不来"之称。临床辨证可分为肝肾不足、气血虚弱、气滞血瘀、痰浊阻滞 4 个证型。

（1）肝肾不足型：月经超龄未至，或初潮较迟，月经量少、色红或淡，渐至闭经，伴体质虚弱，头晕耳鸣，腰酸腿软，舌淡红，苔少，脉沉弱。治宜补肾，养肝，调经。常用方剂：归肾丸加味。

（2）气血虚弱型：月经逐渐后延、量少，经色淡而稀薄，继而闭经。面色苍白或萎黄，头晕目眩，心悸气短，神倦懒言，或纳少便溏舌淡、苔薄，脉沉缓。治宜补气，养血，调经。常用方剂：八珍汤加味。

（3）气滞血瘀型：月经数月不行，精神抑郁，胸胁胀满，少腹胀痛拒按，舌质紫暗，脉沉涩。治宜理气活血，祛瘀通经。常用方剂：血府逐瘀汤加味。

（4）痰湿阻滞型：月经停闭，形体肥胖，胸胁满闷，呕恶痰多，神疲倦怠，或面浮足肿，苔白腻，脉滑。治宜豁痰除湿，调血通经。常用方剂：苍附导痰丸加味。

临床思维

引起闭经的病因较为复杂，若因子宫发育问题则药物治疗难以奏效。在临床通过中医辨证论治，取得良好效果的基本是继发性闭经，所以在治疗闭经时，首先通过现代检验检查明确诊断，对指导辨证论治和明确预后效果具有十分重要的意义。近些年治疗闭经（包括不孕）常见于青年女性的多囊卵巢综合征和中年女性的性激素分泌异常，尽管中医教科书对闭经都描述了明确的辨证分型，但在临床中对于此病的中、西知识的融通和对病因的全面分析，则会对其病的治疗另辟蹊径。比如因多囊卵巢综合征引起的闭经，根据其病的几项症状体征表现特点，可创新中医的辨证观念：如对于面部多发痤疮，以体型肥胖者，中医以为属湿热内蕴、痰浊内生，在治疗上就要清热解毒，清化痰湿，方选清痤汤合苍附导痰汤，常选用药物如金银花、连翘、黄芩、蒲公英、贯众、陈皮、半夏、茯苓、香附、苍术、胆南星、浙贝母、荷叶等；如体毛较多，查性激素睾酮和硫酸脱氢表雄酮高，常表现为性情急躁，中医中属郁火内盛、肝肾阴虚，治以清火养阴，选丹栀逍遥散、黄连泻心汤和杞菊地黄汤等，常选用药物如丹皮、栀子、黄连、黄芩、黄柏、柴胡、大黄、枸杞子、女贞子、旱莲草、熟地、当归、白芍、白术、茯苓、益母草、牛膝、泽泻等；如经B超检查显示卵巢内12个以上的小卵泡，性激素检验促卵泡生成素（FSH）降低，促黄体生成素（LH）增高，可诊断为多囊卵巢综合征，中医属肾虚血瘀，治以化瘀散结、补肾调冲任，选桂枝茯苓丸、左归饮等，常选用药物如桂枝、赤芍、桃仁、丹皮、茯苓、熟地、山萸肉、山药、枸杞子、女贞子、金樱子、三棱、莪术、浙贝母、益母草、牛膝、急性子等。

另有因内分泌失调、经量减少而致闭经，过三五个月偶有来潮，但量少，皆以闭经治之，对于这类患者，B超检查显示子宫内膜的厚薄，对中医辨证论治有参考价值。若子宫内膜薄，多兼见乏力、腰痛、白带量少等，中医属气血不足或冲任不盈，治应补益气血、充养冲任，常选用药物如党参、白术、茯苓、当归、白芍、熟地、山萸肉、山药、女贞子、金樱子、沙苑子、枸杞子等；若见子宫内膜增厚，月经数月未至，多兼见小腹胀满、舌暗瘀斑等，中医属气滞血瘀，治以行气活血、化瘀调经，常选用药物如柴胡、赤芍、枳实、香附、厚朴、大黄、桃仁、红花、丹参、三棱、莪术、益母草、牛膝、急性子等。

总之对闭经的治疗，详审月经初潮时间、停闭时间、既往月经情况、伴随的症状体征和现代检验检查结果，使传统中医理论与现代检测技术很好地融和，会收到良好的效果。

临证验案

例一：患者，女，27岁。

初诊：2018-10-23。诉：停经3个月。以往月经尚规律，近半年月经逐渐减少，时有延月而至，近3个月停经。诊时伴面部痤疮较多，心烦失眠，体胖懒动。婚后1年未孕，白带量不多。性激素检验：性激素睾酮稍高，促卵泡生成素（FSH）降低。B超：子宫内膜厚6mm，左侧卵巢内可12个以上小卵泡，提示多囊卵巢。舌质红，苔黄稍腻，脉弦。

辨证：痰热互结，痰瘀结聚。

治法：清热导痰，化瘀散结。

处方：丹皮12g，栀子12g，地丁15g，蒲公英15g，三棱15g，莪术15g，浙贝母15g，香附15g，苍术15g，胆南星6g，半夏10g，泽泻15g，郁金10g，合欢皮30g，玫瑰花15g，甘草6g。

10剂，水煎，每日1剂，分早晚服。

二诊：经服上方10剂后，月经未潮，面部痤疮未见新发，已有痤疮减轻，但仍心烦失眠，体虽胖但有轻快感。舌质红，苔黄稍腻，脉弦。

处方：丹皮12g，栀子12g，豆豉12g，地丁15g，蒲公英15g，三棱15g，莪术15g，浙贝母15g，香附15g，苍术15g，胆南星6g，荷叶12g，郁金15g，远志12g，玫瑰花15g，合欢皮30g，甘草6g。

10剂，水煎，每日1剂，分早晚服。

三诊：经治后痤疮向愈，睡眠改善，夜可眠5小时左右，有小腹不适，发凉，月经仍未潮。舌质红，苔黄稍腻，脉弦。

处方：丹皮12g，栀子12g，地丁15g，蒲公英15g，三棱15g，莪术15g，浙贝母15g，夏枯草6g，香附15g，苍术15g，胆南星6g，荷叶12g，女贞子15g，生地15g，赤芍15g，甘草6g。

10剂，水煎，每日1剂，分早晚服。

四诊：月经未潮，仍感小腹发凉，腰酸痛。B超：子宫内膜厚8mm，仍见多囊，性激素无明显变化。舌质淡，苔白，脉弦。

处方：桂枝12g，茯苓15g，赤芍15g，桃仁10g，丹皮12g，三棱15g，莪术15g，浙贝母15g，苍术15g，荷叶12g，胆南星6g，熟地黄15g，女贞子15g，金樱子15g，炙甘草6g。

10剂，水煎，每日1剂，分早晚服。

五诊：月经仍未潮，近感小腹坠胀，便秘。舌质红，苔白，脉弦。

处方：桂枝12g，茯苓15g，赤芍15g，桃仁10g，丹皮12g，三棱15g，莪术15g，浙贝母15g，苍术15g，荷叶12g，大黄9g，急性子12g，益母草30g，牛膝15g，熟地15g，女贞子15g，枸杞15g，炙甘草6g。

10剂，水煎，每日1剂，分早晚服。

六诊：月经3天前来潮，现已停止，无明显伴随症状，月经量少，色暗。舌质淡红，苔白，脉弦。

处方：桂枝12g，茯苓15g，赤芍15g，桃仁10g，丹皮12g，三棱15g，莪术15g，浙贝母15g，荷叶12g，大黄9g，熟地15g，山萸肉15g，山药30g，女贞子15g，金樱子15g，丹参15g，炙甘草6g。

10剂，水煎，每日1剂，分早晚服。

七诊：大便通畅，体重减轻1.5千克，白带较前稍多质清。舌质淡红，苔白，脉弦。

处方：熟地15g，山萸肉15g，山药30g，丹皮12g，三棱15g，莪术15g，浙贝母15g，女贞子15g，金樱子15g，丹参15g，赤芍15g，茯苓15g，桂枝12g，炙甘草6g。

10剂，水煎，每日1剂，分早晚服。

八诊：经上治无不适症状，白带量可，质清。舌质淡红，苔白，脉弦。

处方：桂枝12g，茯苓15g，赤芍15g，桃仁10g，丹皮12g，三棱15g，莪术15g，浙贝母15g，苍术15g，荷叶12g，大黄9g，急性子12g，益母草30g，牛膝15g，熟地15g，女贞子15g，枸杞15g，炙甘草6g。

10剂，水煎，每日1剂，分早晚服。

九诊：月经来潮3天，量较多，质暗有血块。B超：子宫内膜9mm，与以前相比较，未发现卵巢内多卵泡。舌质淡红，苔薄白，脉弦。

处方：桂枝12g，赤芍15g，丹皮12g，桃仁10g，茯苓15g，熟地15g，山萸肉15g，山药30g，香附15g，荷叶12g，浙贝母15g，金樱子15g，紫石英30g，女贞子15g，当归15g，柴胡12g，甘草6g。

10剂，水煎，每日1剂，分早晚服。

按上述诊疗思维及分期辨证用药，治疗半年，月经规律，1年后怀孕。

例二：患者，女，21岁。

初诊：2018-06-39。诉：月经停闭半年，12岁月经初潮，始不规律，后逐渐规律，月经来潮时小腹胀痛，月经量中等，有血块。近1年月经出现不规律，往往2~3个月来1次月经，量少，半年来停经，在某院诊断为"多囊卵巢综合征"，给予西药治疗，当月月经来潮，量少色暗，后则微微见红。近3个月月经未至，白带量不多，诊时见面部痤疮较多，前臂及小腿多毛，伴烦躁易怒、口干欲饮、大便秘结。舌质红，苔黄，脉弦滑。

辨证：瘀热互结。

治法：清热、化瘀、散结。

处方：金银花15g，连翘12g，地丁15g，蒲公英15g，重楼10g，刘寄奴12g，三棱15g，莪术15g，浙贝母15g，益母草30g，牛膝15g，丹参15g，丹皮15g，栀子15g，大黄9g 女贞子15g，苏木15g，熟地15g，甘草6g。

10剂，水煎，每日1剂，分早晚服。

二诊：经服上方10剂后，心烦易怒及大便秘结明显改善，仍口干欲饮，月经未潮，白带不多。舌质红，苔黄，脉弦。

处方：金银花15g，地丁15g，蒲公英15g，刘寄奴12g，三棱15g，莪术15g，浙贝母15g，益母草30g，牛膝15g，丹参15g，大黄9g，女贞子15g，熟地15g，知母15g，花粉12g，甘草6g。

10剂，水煎，每日1剂，分早晚服。

三诊：经上治，月经仍未潮，面部痤疮明显好转，未见新发，其他伴随症状基本消除。舌质红，苔薄黄，脉弦。

处方：金银花15g，蒲公英15g，刘寄奴12g，三棱15g，莪术15g，浙贝母15g，益母草30g，牛膝15g，丹参15g，大黄9g，女贞子15g，熟地15g，枸杞子15g，知母15g，甘草6g。

10剂，水煎，每日1剂，分早晚服。

四诊：月经仍未潮，面部痤疮未见新发。B超：子宫内膜厚10mm，左侧卵巢可见5~6个小卵泡，右侧卵巢可见18mm×12mm囊泡。舌质红，苔薄黄，脉弦。

处方：金银花15g，蒲公英15g，三棱15g，莪术15g，浙贝母15g，益母草30g，牛膝15g，丹参15g，香附15g，女贞子15g，枸杞子15g，熟地15g，急性子12g，甘草6g。

10剂，水煎，每日1剂，分早晚服。

五诊：服上方5剂月经即来潮，但量少，3天即净，面部痤疮未有新发，伴腰痛，小腹胀。舌质淡红，苔薄白，脉弦细。

处方：当归15g，赤芍15g，熟地15g，山萸肉15g，山药15g，三棱15g，莪术15g，浙贝母15g，香附15g，女贞子15g，枸杞子15g，沙苑子15g，金樱子12g，续断30g，甘草6g。

14剂，水煎，每日1剂，分早晚服。

六诊：经服上方治疗，自感无明显不适症状，白带色清，量不多。舌质淡红，苔薄白，脉弦细。

处方：五诊方连续服用10剂，煎服法同前。

七诊：月经未潮，白带量可，色清。舌质淡红，苔薄白，脉弦细。

处方：当归15g，赤芍15g，熟地15g，山萸肉15g，山药15g，三棱15g，莪术15g，浙贝母15g，香附15g，女贞子15g，枸杞子15g，沙苑子15g，续断30g，益母草30g，牛膝15g，甘草6g。

7剂，水煎，每日1剂，分早晚服。

八诊：月经仍未来潮，B超检查示：宫内膜厚12mm，左侧卵巢可见18mm×14mm卵泡，余未见异常。舌质淡红，苔薄白，脉弦。

处方：当归15g，赤芍15g，桃仁12g，红花15g，三棱15g，莪术15g，浙贝母15g，香附15g，女贞子15g，枸杞子15g，益母草30g，牛膝15g，急性子10g，甘草6g。

7剂，水煎，每日1剂，分早晚服。

九诊：述服药后月经来潮已3天，量较多，有血块，无明显不适感。舌质淡红，苔薄白，脉沉细。

处方：当归15g，赤芍15g，桃仁12g，红花15g，熟地15g，山萸肉15g，山药15g，女贞子15g，枸杞子15g，沙苑子15g，菟丝子15g，丹参15g，香附15g，甘草6g。

10剂，水煎，每日1剂，分早晚服。

半年后其母来诊，述女儿因上学未能按时来诊，经治月经每月按时而来，只是月经量时多时少。遂嘱其母告知，做到作息规律，忌辛辣及垃圾食品、冰镇饮品，适当体育锻炼。

例三：患者，女，41岁。

初诊：2019-10-12。诉：月经停闭半年。述既往月经规律，近1年来月经时间尚规律，但量明显减少，2~3天即净。半年来月经停闭，始服黄体酮则有经行，停服则不行，近3个月月经未来潮。诊时述伴腰膝酸软，神疲乏力，头晕失眠，时烦热汗出，白带量少。B超：子宫内膜厚6mm。舌质淡，苔薄，脉沉细。

辨证：气血不足，冲任失充。

治法：补益气血，充养冲任。

处方：党参 15g，白术 15g，茯苓 15g，黄芪 30g，当归 15g，熟地 15g，白芍 15g，炒酸枣仁 30g，远志 12g，续断 30g，寄生 15g，菟丝子 12g，女贞子 15g，枸杞子 15g，甘草 6g。

7 剂，水煎，每日 1 剂，分早晚服。

二诊：服上方 7 剂后，体力有所好转，睡眠改善，但仍烦热汗出。舌质淡，苔薄白，脉沉细。

处方：党参 15g，白术 15g，茯苓 15g，黄芪 30g，当归 15g，熟地 15g，白芍 15g，炒酸枣仁 30g，远志 12g，续断 30g，寄生 15g，菟丝子 12g，女贞子 15g，枸杞子 15g，甘草 6g。

7 剂，水煎，每日 1 剂，分早晚服。

三诊：经上治，神疲乏力，头晕失眠，腰膝酸软症状基本消除，自感有精力，睡眠可达 5~6 小时，但仍烦热汗出，呈阵发性潮热，自汗出。舌质淡，苔薄白，脉沉细。

处方：黄芪 30g，当归 15g，熟地 15g，茯神 15g，仙茅 15g，淫羊藿 15g，巴戟天 12g，黄柏 12g，知母 15g，浮小麦 30g，女贞子 15g，枸杞子 15g，炙甘草 6g。

7 剂，水煎，每日 1 剂，分早晚服。

四诊：经上治烦热汗出减轻，发作时间减，出汗时间短，白带较前量增多，质清。舌质淡，苔薄白，脉沉细。

处方：黄芪 30g，当归 15g，熟地 15g，茯神 15g，山萸肉 15g，山药 30g，淫羊藿 15g，女贞子 15g，枸杞子 15g，金樱子 15g，丹皮 12g，浮小麦 30g，黄柏 12g，知母 15g，炙甘草 6g。

7 剂，水煎，每日 1 剂，分早晚服。

五诊：烦热汗出基本消除，白带量多，质清。B 超：子宫内膜厚 10mm。舌质淡，苔薄白，脉沉细。

处方：黄芪 30g，当归 15g，熟地 15g，桃仁 12g，红花 15g，丹参 15g，益母草 30g，牛膝 15g，女贞子 15g，枸杞子 15g，金樱子 15g，淫羊藿 15g，浮小麦 30g，炙甘草 6g。

7 剂，水煎，每日 1 剂，分早晚服。

六诊：月经仍未来潮，但感乳房胀，小腹不适感，其他伴随症状除。舌质淡红，苔薄白，脉沉细。

处方：当归 15g，赤芍 15g，熟地 15g，桃仁 12g，红花 15g，丹参 15g，益

母草 30g，牛膝 15g，女贞子 15g，枸杞子 15g，山萸肉 15g，山药 30g， 急性子 12g，甘草 6g。

10 剂，水煎，每日 1 剂，分早晚服。

七诊：服上方 6 剂后，月经来潮，量少，色暗。舌质淡红，苔薄白，脉沉细。

处方：当归 15g，赤芍 15g，熟地 15g，桃仁 12g，红花 15g，丹参 15g，益母草 30g，牛膝 15g，女贞子 15g，枸杞子 15g，山萸肉 15g，山药 30g，急性子 12g，甘草 6g。

7 剂，水煎，每日 1 剂，分早晚服。

八诊：月经持续 8 天，开始月经量少，色暗，至第 4~6 天量多，色红，第八天月经净。舌质淡红，苔薄白，脉沉细。

处方：当归 15g，赤芍 15g，熟地 15g，丹参 15g，山萸肉 15g，山药 30g，女贞子 15g，枸杞子 15g，金樱子 15g，淫羊藿 15g，紫石英 30g，白术 15g，茯苓 15g，黄精 15g，炙甘草 6g。

10 剂水煎服。

按以上补肾、养血、活血、调冲任、充天癸，平衡阴阳的辨治思维，调治 3 个月后，经期恢复正常。

三、子宫异常出血（崩漏）

辨证概述

子宫异常出血是指生殖器官无明显器质性病变，是由于神经内分泌功能失调而引起的子宫异常出血，简称"功血"。临床上表现为月经周期、经期、经量异常，甚至出现不同程度的出血。本病的发生是由于各种内外因素干扰了下丘脑－垂体－卵巢轴的功能，使其相互间反馈失调，因而影响卵巢功能，子宫内膜失去了正常的雌、孕激素的周期性调节而造成不规则剥脱，从而引起子宫不正常出血。按其发病时期的不同可分为青春期子宫异常出血、生育期子宫异常出血和更年期子宫异常出血。本病属中医"崩漏""经期延长"的范围。本病病机特点为虚、热、瘀，病变根本在于肾，冲任不能制约经血，而在疾病的过程中常因果相干，多脏受累，致病反复难愈，成为疑难重证。临床辨证常分为肾虚、脾虚、血热、瘀血 4 个证型。

（1）肾虚型。①偏肾阳虚，经期紊乱，或量多如崩开量少淋沥，血色黯淡质稀，畏寒肢冷，面色晦黯，腰酸腿软，小便清长，舌质淡红，脉沉细。治宜温肾固冲，止血调经。常用方剂：右归丸加减。②偏肾阴虚，经乱不定，出血量多并淋沥不净，血色鲜红质稠，头晕，耳鸣，心烦，口渴，舌质红，苔少，脉细数。治宜益肾滋阴，固经止血。常用方剂：左归丸加减。

（2）脾虚型：经血非时而下，开暴崩量多，或淋沥日久，色淡质稀，神疲乏力，气短懒言，面色萎黄，纳食不香，舌质淡，苔薄白，脉濡弱。治宜益气健脾，固冲止血。常用方剂：固本止崩汤加味。

（3）血热型：经血或急则暴下，或淋沥不净，色深经质稠，口渴思饮，尿黄便干，舌质红，苔薄黄，脉洪数。治宜清热凉血，固经止血。常用方剂：清热固经汤加味。

（4）瘀血型：经血非时而下，时下时止，淋沥不净，或停闭日久又突然崩中下血。继而淋沥调经。常用方剂：四物汤合失笑散加味。

临床思维

在对子宫异常出血（简称"崩漏"）的治疗，就诊者多以停止子宫出血为主要目的而求诊，西医的治疗要么药物断流止血，要么刮宫止血，但往往是出血或可止或不止，或止而复出血，效果难能令人满意。以中医辨证论治认识，寻求导致出血的病因病机，"动血之由，惟火惟气"，故血热妄行和气虚不摄、冲任不固是崩漏的主要病因病机。但在崩漏的病因病机辨析中，瘀血亦是重要的病因病机，所谓"瘀血阻络，留而不去，新血则自不归经"，其治虽以"塞流"为第一治法，但不独止血，亦有通瘀则止血之谓。

因热入胞室，损伤胞络，非时下血，可见下血鲜红，血量较多，常伴有烦热，治宜清热凉血止血，常选用药物如生地、丹皮、炒栀子、玄参、旱莲草、水牛角、仙鹤草、马齿苋、侧柏叶、黄芩、黄柏等。

因于气虚不能摄血，胞宫固血无力，而持续下血不止，可见血色红或淡红，伴有疲劳乏力，治宜补气养血，以助摄血止血，常选用药物如黄芪、黄精、山药、当归、炒白术、炒杜仲、仙鹤草等。

因于肝肾不足，冲任不固，胞宫失于约束，则下血不止，可见血色红，量较多，伴腰膝酸软，治宜补肝肾，固冲任，常选用药物如熟地、女贞子、旱莲草、枸杞子、金樱子、炒杜仲、桑寄生、菟丝子、阿胶等。

值得重视的是，因于血瘀胞宫、瘀血不去、新血不能归经、宫络欲行瘀自救而下血，可见下血色暗红有血块，下血不畅，伴小腹痛，除此见证者可辨证属瘀血阻滞胞宫脉络，瘀血下而不畅，新血难以归经而出血外，子宫超声检查对辨瘀血证亦十分重要，这种瘀血所致崩漏，可见子宫内膜增厚、脱膜不畅、胞宫之络难以修复，或子宫肌瘤累及宫膜，这对辨证瘀血阻滞于宫胞是十分重要的客观望诊内容，对子宫内膜增厚，或子宫肌瘤所致，单纯止血难以奏效，治以化瘀破结，修复胞宫达到止血目的，常选用药物如桂枝、白芍、赤芍、桃仁、丹皮、茯苓、三棱、莪术、益母草、茜草、三七、五灵脂、炒蒲黄等。

上述辨证审因，血热者凉血止血，气虚者补虚而止血，冲任失固者固冲任而止血，瘀血者以通瘀而止血。

中医在治崩漏"塞流"之后，"澄源"则为第二治法，澄源直接体现到辨证论治的特色优势，根据审因辨证针对其症状表现，而施以不同的治法，可清可摄，可补可通，常以补益气血肝肾，与活血通瘀为法。

第三法是复旧，也就是固本之治，以防复发，复旧注重补益气血，调养肝肾，以固冲任，恢复胞宫正常的潮起潮落。

临证验案

例一：患者，女，37 岁。

初诊：2018-11-23。诉：阴道流血 1 个月余。上次月经之后 1 个月来阴道流血，呈淋沥不断，出血不多，色偏淡，经中西医治疗未效。诊时阴道流血，量少，淋沥不尽，伴神疲乏力，头晕心悸，眠差，入睡后每至凌晨 3~4 点醒，再难入睡，睡眠 3~4 小时，虚汗出，大便稀。舌质淡，苔薄，脉弱。

辨证：气血不足，血失固摄。

治法：补气养血，益肾止血。

处方：党参 15g，白术 15g，茯神 15g，黄芪 30g，当归 15g，生地 15g，远志 12g，炒酸枣仁 30g，仙鹤草 30g，女贞子 15g，旱莲草 15g，炙甘草 6g。

7 剂，中药配方颗粒，每日 1 剂，分早晚冲服。

二诊：服上方 7 剂后，乏力头晕明显改善，睡眠易醒，但可再入睡，睡眠时间 4~5 小时，仍阴道流血，淋沥不尽。舌质淡，苔薄白，脉沉弱。

处方：党参 15g，炒白术 15g，茯神 15g，黄芪 30g，当归 15g，生地 15g，炒酸枣仁 30g，仙鹤草 30g，女贞子 15g，旱莲草 15g，棕榈炭 30g，侧柏叶 12g，炙甘草 6g。

7 剂，中药配方颗粒，每日 1 剂，分早晚冲服。

三诊：经上治，自感精神好，阴道流血明显减少，偶有粉红色混白带而下，伴随症状基本除。舌质淡，苔薄白，脉沉弱。

处方：二诊方继续服用 7 服，服法同前。

四诊：阴道流血止，伴随症状皆除。舌质淡，苔薄白，脉沉弱。

处方：党参 15g，炒白术 15g，茯神 15g，黄芪 30g，当归 15g，炒酸枣仁 30g，女贞子 15g，仙鹤草 30g，旱莲草 15g，棕榈炭 30g，山萸肉 15g，山药 30g，大枣 10g，炙甘草 6g。

7 剂，中药配方颗粒，每日 1 剂，分早晚冲服。

半年后因咳嗽来诊，告知经治血止后月经规律。

例二：患者，女，42 岁。

初诊：2018-06-23。诉：阴道流血1个月余。1个月来，阴道不规则流血，血色暗，量较多，伴烦热口渴，手足心热，头晕乏力。舌质红，苔少，脉弦细。

辨证：热入胞宫，阴伤络损。

治法：清热、滋阴、止血。

处方：生地黄15g，地骨皮12g，玄参15g，麦冬15g，女贞子15g，旱莲草15g，山药30g，茜草12g，仙鹤草30g，五灵脂10g，炒蒲黄12g，黄芪15g，炒栀子12g，丹皮12g，甘草6g。

7剂，水煎，每日1剂，分早晚服。

二诊：服上方7剂后，烦热口渴、手足心热、头晕乏力等症状减轻，阴道出血量减少，血色红。舌质红，苔少，脉弦细。

处方：生地黄15g，地骨皮12g，玄参15g，麦冬15g，女贞子15g，旱莲草15g，山药30g，茜草12g，仙鹤草30g，炒栀子12g，丹皮12g，黄芪15g，阿胶10g（烊化），炙甘草6g。

7剂，水煎，每日1剂，分早晚服。

三诊：经上治，阴道流血止，偶随白带有粉红色流出，伴随症状悉除。舌质淡红，苔薄，脉弦细。

处方：生地黄15g，地骨皮12g，玄参15g，麦冬15g，女贞子15g，旱莲草15g，山药30g，山萸肉15g，仙鹤草30g，炒杜仲15g，黄芪15g，炒白术15g，阿胶10g（烊化），炙甘草6g。

7剂，水煎，每日1剂，分早晚服。

例三：患者，女，38岁。

初诊：2018-07-27。诉：阴道不规则流血半个月余，述阴道不规则流血，血色暗，有血块，伴小腹疼痛，胸闷心烦，头痛如刺。B超：子宫内膜厚12mm。舌质淡边有瘀斑，舌下脉络粗黑，苔薄白，脉细涩。

辨证：血瘀胞宫，血不循经。

治法：祛瘀生新，活血止血。

处方：生地15g，赤芍15g，川芎15g，白芷15g，香附12g，丹皮12g，炒栀子12g，五灵脂10g，炒蒲黄10g，三七6g，三棱15g，莪术15g，益母草30g，茜草15g，牛膝15g，甘草6g。

7剂，中药配方颗粒，每日1剂，分早晚冲服。

二诊：服上方7剂后，阴道仍流血，有血块，小腹疼痛，头痛缓解。舌质淡，边有瘀斑，舌下脉络粗黑，苔薄白，脉细涩。

处方：生地15g，赤芍15g，川芎15g，五灵脂10g，炒蒲黄10g，茜草15g，益母草30g，牛膝15g，三七6g，当归15g，乌贼骨30g，川楝子10g，甘草 6g。

7 剂，中药配方颗粒，每日 1 剂，分早晚冲服。

三诊：经上治，始则阴道流血量较多，有血块排出，3 天后阴道出血量明显减少，偶有淋沥，色淡红，伴随症状除。B 超：子宫内膜厚 6mm。舌质淡红，苔薄白，脉细。

处方：生地 15g，赤芍 15g，当归 15g，五灵脂 10g，炒蒲黄 10g，茜草 12g，女贞子 15g，旱莲草 15g，丹皮 12g，茯苓 15g，乌贼骨 30g，侧柏叶 12g，甘草 6g。

7 剂，中药配方颗粒，每日 1 剂，分早晚冲服。

嘱阴道流血止，服桂枝茯苓丸合六味地黄丸。

四、绝经综合征

辨证概述

更年期是指妇女从性成熟期逐渐进入老年期的过渡时期，包括绝经前期、绝经期和绝经后期。绝经是指月经完全停止 1 年以上，生理性绝经的年龄在 45~55 岁之间，此时期由于卵巢功能减退、消失，常引起一系列症状。更年期女性约 1/3 能通过神经内分泌的自我调节达到新的平衡而无自觉症状。2/3 女性可出现一系列性激素减少所致的症状，称为更年期综合征。其临床表现除 70% 女性可出现月经紊乱外，突出的表现为潮热、出汗、精神过敏、情绪不稳定、冠心病发生率增高、骨质疏松、易于骨折、生殖器萎缩、阴道干涩等。本病中医称为"绝经前后诸症"，其发生与特定的年龄阶段有关，中医认为"七七之年"，肾气渐衰，天癸渐竭，是妇女正常的生理变化，但由于素体差异及生活环境等的影响，不能适应这个阶段的生理过渡，而使阴阳二气不平衡、脏腑气血不相协调，出现一系列证候。本病以肾虚为主，临床辨证可分为肾阴虚和肾阳虚 2 个证型。

（1）肾阴虚型：头晕耳鸣，失眠多梦，心烦易怒，烘热汗出，五心烦热，腰膝酸软，或皮肤感觉异常，口干便结，尿少色黄，舌质红，少苔，脉细数。治宜滋养肾阴，柔肝潜阳。常用方剂：左归饮加味。

（2）肾阳虚型：面色晦黯，精神萎靡，形寒肢冷，纳差腹胀，大便溏薄，或面浮肢肿，尿意频数，甚或小便失禁，舌质淡，苔薄，脉沉细无力。治宜温肾扶阳，健脾理中。常用方剂：右归丸加味。

临床思维

绝经综合征，中医称为绝经前后诸症，这在病名上中西医是极其一致的。

该病可分为生理性绝经和病理性绝经，这里主要讲生理性绝经前后出现的各种临床症状。西医认为主要是卵巢功能衰退、性激素分泌紊乱导致的。中医则认为是由于肾气渐衰、任脉虚、太冲脉衰少、天癸渐竭而产生的一系列症情，故在辨证论治时，常以肾阴或肾阳虚、冲任空虚、天癸功能不足为主要依据，总的治疗原则重在调阴阳、充冲任、助天癸。由于绝经前后诸症表现不一，其治亦有不同，在总的治疗原则指导下，亦兼顾气滞、肝郁、血瘀、血虚等。

如绝经前见月经量少、色淡、经期不规则、腰膝酸软，为肾虚血虚，治宜补肾养血，若伴烦热焦躁，多为兼肝郁化热，治宜补肾养血，兼疏肝除烦，常选用药物如熟地、当归、白芍、柴胡、丹皮、栀子、女贞子、枸杞子、白术、茯苓、山萸肉、山药等；若伴畏寒、下肢水肿，多为肾阳不足、寒湿内侵，治宜补肾养血、温阳散寒，常选用药物如熟地、山萸肉、山药、菟丝子、沙苑子、金樱子、泽泻、益母草、桂枝、附子、当归、白芍、丹参、乌药等。

如绝经前见月经不规则，月经量少、色暗或有血块，腰痛，小腹疼痛，则为肾虚血瘀。若伴胸胁胀满、乳房胀痛，则兼肝郁气滞，治宜补肾活血，兼以疏肝理气，常选用药物如生地黄、赤芍、当归、桃仁、红花、柴胡、香附、郁金、厚朴、枳壳、路路通、女贞子、枸杞子、山萸肉、山药、丹皮等；若绝经前见月经不规则、月经量大，或漏下不止，常伴腰酸、乏力、神疲，则为肾虚冲任不固、胞宫失于摄血，治宜补肾调经，健脾益气，常选用药物如熟地黄、山萸肉、山药、女贞子、旱莲草、仙鹤草、棕榈炭、黄芪、党参、白术、当归、茯苓、黄精、炒酸枣仁、龙眼肉等。若绝经后见汗出烘热、汗出身冷，常兼见失眠多梦、心悸等，则为肾阴不足，虚火上炎，治宜滋肾阴、泻肾火、调理冲任，常选用药物如仙茅、淫羊藿、巴戟天、当归、黄柏、知母、浮小麦、煅牡蛎、炒酸枣仁、柏子仁、远志等。

对绝经综合征的治疗要从中医辨证论治出发，紧紧围绕患者的症状、体征，综合分析，以阴阳脏腑功能失调为落脚点。谨守病机，选好主方，随证选药，补不足，损有余，以获疗效。

临证验案

例一：患者，女，53 岁。

初诊：2019-10-23。诉：烦热汗出 3 个月。3 个月来感潮热汗出，呈阵发性，发作时感潮热面红，身汗出，以头面部为著，伴易激动，心烦热，口干渴，入眠难，51 岁绝经，白带不多，舌质淡红，苔白，脉沉弦。血压为150/90mmHg。

辨证：天癸竭，阳浮阴虚。

治法：调衡阴阳。

处方：仙茅 15g，淫羊藿 15g，巴戟天 12g，当归 15g，黄柏 12g，知母 15g，丹皮 12g，栀子 12g，浮小麦 30g，煅牡蛎 30g，炒酸枣仁 30g，天冬 12g，炙甘草 6g。

7 剂，水煎，每日 1 剂，分早晚服。

二诊：服上方 7 剂后，潮热汗出缓解，发作次数减少，心烦口渴明显缓解，睡眠仍欠佳。舌质淡红，苔白，脉沉弦。

处方：仙茅 15g，淫羊藿 15g，巴戟天 12g，当归 15g，黄柏 12g，知母 15g，栀子 12g，淡豆豉 12g，浮小麦 30g，煅牡蛎 30g，炒酸枣仁 30g，首乌藤 30g，大枣 10g，炙甘草 6g。

7 剂，水煎，每日 1 剂，分早晚服。

三诊：经上治，潮热汗出明显缓解，睡眠改善，余伴随症状悉除。舌质淡红，苔薄白，脉沉细

处方：仙茅 15g，淫羊藿 15g，巴戟天 12g，当归 15g，黄柏 12g，知母 15g，浮小麦 30g，煅牡蛎 30g，炒酸枣仁 30g，首乌藤 30g，黄芪 30g，炙甘草 6g。

10 剂，中药配方颗粒，每日 1 剂，分早晚冲服。

嘱规律作息，保持心情舒畅，适当体育锻炼，以坤宝丸善其后。

例二：患者，女，53 岁。

初诊：2019-12-03。诉：手指关节僵硬疼痛半年余。述 50 岁绝经后时有关节疼痛，近半年双手指间关节肿胀疼痛，手指僵硬感，伴恶风畏寒，头晕气短，足跟疼痛，检查双手指间关节按压痛，局部肿胀，无明显变形，关节活动自如。血常规及血沉，抗"O"皆未见异常。X 线片：手指关节骨质未见异常。舌质淡红，苔白，脉沉缓。

辨证：肝肾不足，营卫失调。

治法：滋养肝肾，调和营卫。

处方：熟地 15g，山萸肉 15g，山药 15g，仙茅 15g，淫羊藿 15g，当归 15g，桂枝 12g，白芍 15g，知母 12g，防风 12g，附子 12g，骨碎补 15g，鸡血藤 30g，青风藤 30g，黄芪 18g，炙甘草 6g。

10 剂，水煎，每日 1 剂，分早晚服。

二诊：服上方 10 剂后，恶风畏寒缓解，手指僵硬减轻，但手指关节仍感疼痛。舌质淡红，苔白，脉沉缓。

处方：熟地 15g，山萸肉 15g，山药 15g，仙茅 15g，淫羊藿 15g，当归 15g，桂枝 12g，白芍 15g，知母 12g，防风 12g，附子 12g，鹿衔草 30g，威灵仙 15g，青风藤 30g，黄芪 18g，白术 15g，防己 12g，炙甘草 6g。

10剂，水煎，每日1剂，分早晚服。

三诊：经上方治疗，诸症明显缓解，手指疼痛缓，活动好，无肿胀感。舌质淡红，苔白，脉沉缓。

处方：熟地15g，山萸肉15g，山药15g，仙茅15g，淫羊藿15g，当归15g，桂枝12g，白芍15g，知母12g，防风12g，附子12g，鹿衔草30g，威灵仙15g，青风藤30g，黄芪18g，桑枝30g，丹参15g，甘草6g。

10剂，水煎，每日1剂，分早晚服。

第三章 儿科常见疾病

一、厌食

辨证概述

厌食是指小儿较长时间见食不贪、食欲缺乏，厌恶摄食的一种病证。主要有两种病理因素：一种是局部或全身疾病影响消化系统的功能，另一种是中枢神经系统受人体内外环境各种刺激的影响，对消化功能的调节失去平衡。本病以1~6岁的儿童最为多见。本病一年四季均可发生，但夏季常使症状加重。中医亦称本病为厌食，又称"恶食"，临床辨证可分为脾胃失和、脾胃气虚、脾胃阴虚3个证型。

(1)脾胃失和型：面色欠华，食欲不振，甚则厌恶进食，食而无味，多食或强迫进食可有嗳气泛恶，胸痞脘闷，精神如常，形体略瘦，舌淡红，苔白或薄腻，脉尚有力。治宜运脾和胃。常用方剂：平胃散加减。

(2)脾胃气虚型：面色萎黄，厌食或拒食，食少便多，大便中多夹有不消化食物残渣，入水易散，精神萎靡，易于出汗，易罹外感，舌淡，苔薄白，脉缓弱。治宜健脾益气。常用方剂：香砂六君子汤加减。

(3)脾胃阴虚型：面色欠华，不欲进食，皮肤干燥，缺乏润泽，口干多饮，大便多干结，小便短黄，舌偏红少津，苔花剥或少，脉细数。治宜滋脾养胃。常用方剂：益胃汤加减。

临床思维

小儿厌食是儿科常见病症。尽管西医认为本病有不同的致病因素，在治疗上亦有不同的药物，但临床效果并不令人满意。中医对本病的治疗有较好疗效，对本病的辨证主要从两方面出发，一是脾胃不调，脾虚则失于健运，运化不利，不欲饮食或虽饥而食不多；胃失和降则失于受纳，腐熟不利，食则脘胀，可有嗳气呕恶。治宜健脾气助运化之力，和胃气利受纳腐熟，常选用药物如党参、白术、茯苓、陈皮、厚朴、砂仁、木香、佩兰、神曲、谷芽等。二是幼时饮食失节，肠胃损伤，所谓"饮食自倍，脾胃乃伤"，食常积，胃自伤，可见厌食、嗳腐食臭，其治则宜消食导滞，以助纳运，常选用药物如陈皮、半夏、厚朴、山楂、神曲、麦芽、谷芽、炒莱菔子、槟榔等。

对小儿厌食不仅依靠药物治疗，还应注意调整小儿饮食结构，荤素搭配，适时、适量进食，适量进行小儿的健身运动，保证小儿充足睡眠，使生活规律，纠正不健康的饮食习惯。

临证验案

例一：患者，男，5岁。

初诊：2019-03-18。诉：食欲缺乏3个月。既往食欲不好，喜食零食，3个月前，因食后呕吐后，出现纳呆，食则恶心，口气异味较重，大便干结，大便2~3天一行。舌质淡红，苔白稍腻，脉浮。

辨证：食滞痰阻，胃失纳化。

治则：消食导滞，化痰和胃。

处方：陈皮10g，半夏6g，茯苓10g，厚朴9g，枳实9g，竹茹6g，木香6g，神曲12g，炒谷芽12g，焦山楂12g，槟榔10g，大黄3g，藿香6g，甘草3g。

5剂，中药配方颗粒，每日1剂，分早晚冲服。

二诊：服上方5剂后，食欲好转，无恶心，大便每日一行。舌质淡红，苔白稍厚，脉浮。

处方：陈皮10g，半夏6g，茯苓10g，厚朴9g，枳实9g，木香6g，神曲12g，炒谷芽12g，焦山楂12g，槟榔10g，藿香6g，佩兰6g，砂仁香3g，甘草3g。

7剂，中药配方颗粒，每日1剂，分早晚冲服。

三诊：经上治，食欲好，主动寻食，食量稍增，口中异味除，大便每日一行。舌质淡红，苔白，脉浮。

处方：陈皮10g，半夏9g，茯苓12g，厚朴10g，枳实10g，木香6g，神曲12g，炒谷芽12g，焦山楂12g，槟榔10g，砂仁香3g，甘草3g。

7剂，中药配方颗粒，每日1剂，分早晚冲服。

四诊：食欲好，知饥，伴随症状悉除。舌质淡红，苔薄白，脉浮。

处方：陈皮10g，厚朴10g，枳实10g，木香6g，神曲12g，炒谷芽12g，焦山楂12g，鸡内金10g，砂仁3g，炒莱菔子12g，槟榔6g，甘草3g。

7剂，中药配方颗粒，每日1剂，分早晚冲服。

例二：患者，男，5岁。

初诊：2019-07-23。诉：纳呆神疲半年余。既往饮食尚好，近半年来出现纳呆，不欲食，神疲乏力，倦怠懒动，汗出潮热，大便溏稀，诊时见小儿消瘦，面色㿠白，精神萎靡，腹软无压痛。舌质淡，苔薄，脉弱。

辨证：脾气不足，胃失纳化。

治则：健脾益气，和胃助纳。

处方：党参12g，白术12g，茯神12g，木香6g，砂仁6g，藿香10g，佩兰10g，陈皮10g，半夏6g，炙甘草6g。

5剂，中药配方颗粒，每日1剂，分早晚冲服。

二诊：服上方5剂后，感食欲稍有好转，大便成形，仍神疲倦怠，汗出。舌质淡，苔白，脉弱。

处方：党参12g，白术12g，茯神12g，木香6g，砂仁6g，藿香10g，佩兰10g，黄芪15g，陈皮10g，炙甘草6g，神曲12g，炒谷芽12g。

5剂，中药配方颗粒，每日1剂，分早晚冲服。

三诊：食欲明显好转，食量较前增加，喜欢活动，仍汗出。舌质淡红，苔白，脉弱。

处方：党参12g，白术12g，茯神12g，木香6g，砂仁6g，黄芪15g，浮小麦15g，陈皮10g，神曲15g，炒谷芽15g，炙甘草6g。

5剂，中药配方颗粒，每日1剂，分早晚冲服。

二、小儿腹泻

辨证概述

小儿腹泻是由于不同病因引起的以腹泻为主要症状的综合征，临床上以大便次数、数量增多、粪质稀薄或如水样为特征。本病以3岁以下的婴幼儿最为多见，年龄愈小发病率愈高。本病虽四季均可发生，但以夏秋季节较多。治疗原则为预防和纠正脱水，继续进食，合理用药，避免长期口服广谱抗生素。中医称本病为"泄泻"，临床辨证可分为伤食泻、寒湿泻、湿热泻、脾虚泻、脾肾阳虚泻5个证型。

（1）伤食泻：大便稀浊，酸臭或如败卵，夹食物残渣，嗳气酸馊，泛恶呕吐，纳呆恶食，矢气臭秽，夜寐不宁，舌苔垢腻或见微黄，脉滑数。治宜消食化积。常用方剂：保和丸加减。

（2）寒湿泻：大便次数多，泻下清稀多泡沫，色淡黄，腹部切痛，肠鸣漉漉有声，喜按喜暖，常伴鼻塞清涕，微恶风寒，或有发热，舌淡，舌苔薄白或腻，脉象浮紧。治宜疏散风寒。常用方剂：藿香正气散加减。

（3）湿热泻：起病急骤，泻势急迫，便下稀薄，或如水样，色黄而气味秽臭，或夹黏液，肛门灼红，食欲减退，口渴多饮，小便黄少，舌红，苔黄腻，脉象滑数。治宜清热利湿。常用方剂：葛根芩连汤加减。

（4）脾虚泻：病程迁延，时轻时重或时发时止，大便稀溏，色淡不臭，夹未消化之宿食，多于食后即泻，多食则脘痞、便多，食欲不振，面色萎黄，神疲倦怠，形体消瘦，舌淡，苔薄白，脉缓弱。治宜健脾益气。常用方剂：参苓白术散加减。

（5）脾肾阳虚泻：久泻不止，缠绵难愈，粪质清稀，澄澈清冷，下利清谷，或五更作泻，食欲不振，腹软喜暖，形寒肢冷，面色㿠白无华，精神萎软，甚则寐时露睛，舌淡，苔薄白，脉细弱。治宜补脾温肾。常用方剂：四神丸加减。

临证思维

在中医临床中，接诊小儿腹泻基本没有急性腹泻（如急性胃肠炎、食物中毒等），多为慢性的大便异常改变，如大便次数增多，或大便溏稀，常伴小儿食欲不振或消瘦。中医在辨证论治中主要以食积和脾虚，或寒热失调进行思考辨证，因之"小儿脾常不足"其为主要的生理特点和病理基础。在生理上，脾为后天之本，主运化水谷精微，小儿发育迅速，生长旺盛，对精微物质需求相对较多，但脾常不足，在病理上，极易健运失常，若饮食不慎，难以自行调节，必伤于脾；食不化，脾不运，必求运以自救，故腹泻；若寒热不调，有伤于脾，脾不能散布精微于全身，失于为胃行其津液，清浊不分而致腹泻；若脾与生俱来之不足，水谷不能化为精微，反聚为湿，以从其类致腹泻。

若因于饮食不节、食滞中焦、脾运无力，则宜消食导滞、健脾助运，常选用药物如党参、白术、茯苓、砂仁、木香、神曲、炒麦芽、焦山楂、车前子等；若因于寒邪伤于脾阳，则见大便稀溏，便次较多，常选用药物如附子、干姜、白术、茯苓、山药、白扁豆、藿香、佩兰、车前子等；或邪蕴结于脾，从热化则见大便稀薄，黏滞不爽，常选用药物如黄芩、黄连、葛根、防风、白术、马齿苋、土茯苓、薏苡仁等；若脾本不足，可见小儿食欲缺乏，精神萎靡、消瘦、大便溏稀，常选用药物如党参、白术、茯苓、山药、黄芪、芡实、白扁豆、车前子等。

总之，小儿属稚阴稚阳之体，虽腹泻病程或有较长，但只要审因辨证、切中病机、方药得当，当有随拨随应之效。

临证验案

例一：患者，男，5岁。

初诊：2019-03-18。诉：食欲缺乏3个月。述既往食欲不好，喜食零食，3个月前，因食后呕吐后，出现纳呆，食则恶心，口气异味较重，大便干结，2~3天一行。舌质淡红，苔白稍腻，脉浮。

辨证：食滞痰阻，胃失纳化。

治则：消食导滞，化痰和胃。

处方：陈皮10g，半夏6g，茯苓10g，厚朴9g，枳实9g，竹茹6g，木香6g，神曲12g，炒谷芽12g，焦山楂12g，槟榔10g，大黄3g，藿香6g，甘草

3g。

5剂，中药配方颗粒，每日1剂，分早晚冲服。

二诊：服上方5剂后，食欲好转，无恶心，大便每日一行。舌质淡红，苔白稍厚，脉浮。

处方：陈皮10g，半夏6g，茯苓10g，厚朴9g，枳实9g，木香6g，神曲12g，炒谷芽12g，焦山楂12g，槟榔10g，藿香6g，佩兰6g，砂仁香3g，甘草3g。

7剂，中药配方颗粒，每日1剂，分早晚冲服。

三诊：经上治，食欲好，主动寻食，食量稍增，口中异味除，大便每日一行。舌质淡红，苔白，脉浮。

处方：陈皮10g，半夏9g，茯苓12g，厚朴10g，枳实10g，木香6g，神曲12g，炒谷芽12g，焦山楂12g，槟榔10g，砂仁香3g，甘草3g。

7剂，中药配方颗粒，每日1剂，分早晚冲服。

四诊：食欲好，知饥，伴随症状悉除。舌质淡红，苔薄白，脉浮。

处方：陈皮10g，厚朴10g，枳实10g，木香6g，神曲12g，炒谷芽12g，焦山楂12g，鸡内金10g，砂仁3g，炒莱菔子12g，槟榔6g，甘草3g。

7剂，中药配方颗粒，每日1剂，分早晚冲服。

例二：患者，男，5岁。

初诊：2019-07-23。诉：纳呆神疲半年余。既往饮食尚好，近半年来出现纳呆，不欲食，神疲乏力，倦怠懒动，汗出潮热，大便溏稀，诊时见小儿消瘦，面色㿠白，精神萎靡，腹软无压痛。舌质淡，苔薄，脉弱。

辨证：脾气不足，胃失纳化。

治则：健脾益气，和胃助纳。

处方：党参12g，白术12g，茯神12g，木香6g，砂仁6g，藿香10g，佩兰10g，陈皮10g，半夏6g，炙甘草6g。

5剂，中药配方颗粒，每日1剂，分早晚冲服。

二诊：服上方5剂后，感食欲稍有好转，大便成形。仍神疲倦怠，汗出。舌质淡，苔白，脉弱。

处方：党参12g，白术12g，茯神12g，木香6g，砂仁6g，藿香10g，佩兰10g，黄芪15g，陈皮10g，炙甘草6g，神曲12g，炒谷芽12g。

5剂，中药配方颗粒，每日1剂，分早晚冲服。

三诊：食欲明显好转，食量较前增加，喜欢活动。但仍汗出。舌质淡红，苔白，脉弱。

处方：党参12g，白术12g，茯神12g，木香6g，砂仁6g，黄芪15g，浮小麦15g，陈皮10g，神曲15g，炒谷芽15g，炙甘草6g。

5剂，中药配方颗粒，每日1剂，分早晚冲服。